CRITICAL

Science and Stories from the Brink of Human Life

MATT MORGAN

〔英国〕马特·摩根 著

苗小迪 译

重症监护室的故事

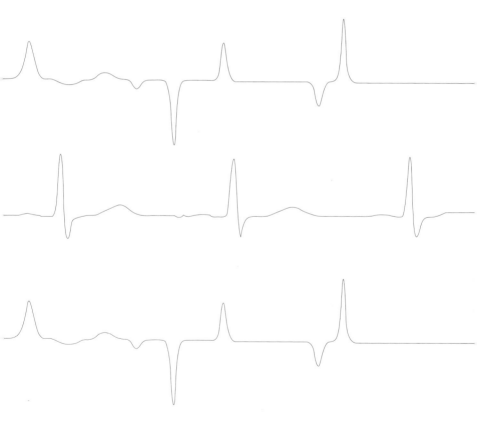

译林出版社

图书在版编目（CIP）数据

　　重症监护室的故事 ／（英）马特·摩根（Matt Morgan）著；苗小迪译.—南京：译林出版社，2021.1（2024.4重印）
　　（医学人文丛书／梁贵柏主编）
　　书名原文：Critical: Science and stories from the brink of human life
　　ISBN 978-7-5447-8354-5

　　Ⅰ.①重… 　Ⅱ.①马… ②苗… 　Ⅲ.①险症－护理
Ⅳ.①R459.7

中国版本图书馆 CIP 数据核字（2020）第 141403 号

Critical by Matt Morgan
Copyright © Matt Morgan, 2019
This edition arranged with Matt PG Morgan Ltd.
through Andrew Nurnberg Associates International Ltd
Simplified Chinese edition copyright © 2020 by Yilin Press, Ltd
All rights reserved.

著作权合同登记号　图字：10-2019-712 号

重症监护室的故事 ［英国］马特·摩根（Matt Morgan）/ 著　　苗小迪 / 译

责任编辑　黄　洁
审　　校　赵　芳
装帧设计　周伟伟
校　　对　王　敏
责任印制　单　莉

原文出版　Simon & Schuster, 2019
出版发行　译林出版社
地　　址　南京市湖南路 1 号 A 楼
邮　　箱　yilin@yilin.com
网　　址　www.yilin.com
市场热线　025-86633278
排　　版　南京展望文化发展有限公司
印　　刷　苏州市越洋印刷有限公司
开　　本　850 毫米 ×1168 毫米　1/32
印　　张　9.375
插　　页　7
版　　次　2021 年 1 月第 1 版
印　　次　2024 年 4 月第 4 次印刷
书　　号　ISBN 978-7-5447-8354-5
定　　价　68.00 元

主编序
生命、医学和人文故事

在我们能看到的所有现象中，生命现象是最神奇的。

伟大的美国物理学家理查德·费曼在他的畅销书《费曼物理学讲义》的开篇指出："如果某种大灾难摧毁了所有的科学知识，我们只有一句话可以传给下一个（智慧）物种，那么用最少的词汇来表达最多信息的陈述是什么？我相信这应该是原子假设，即万物都是由原子构成的。这些微小的粒子一刻不停地运动着，在彼此分离时相互吸引，但被挤压在一起时又会相互排斥。只要略加思考和想象，你就可以从那句话中得到关于这个世界的大量信息。"

"一切生命世界的行为都可以被理解为原子的颤动和扭动。"

一堆杂乱无章的原子在一定物理规则之下排列组合，变成了性质各异的分子，这是生命的物质基础，我们所了解的所有生命，都是建立在这个物质基础之上的；一堆性质各异的分子在一定物理规则之下排列组合，又变成可以从外界获取能量，从而完成自我复制的细胞，这是生命的原始状态。我们所知道的所有生命，都是从一个细胞开始的；一堆完全相同的细胞，在外界能量驱动下不断复制的过程中出现了几个随机的错误，生成了性质各异的新细胞，这是生物世界多样性的基础，我们所看到的各种美丽的生命形式，竟然都源于这些"不经意的复制错误"……

细胞的协同形成了器官，器官的协同塑造了小草和大树，塑造了小狗和大象，也塑造了你和我。

下一次，当你看到一棵枝叶被压弯的小草，奋力托起一滴露珠，在阳光里闪烁着晶莹；当你看到一株挺直了躯干的大树，轻松抖落一身雪花，在乌云下舞动着狂野；你是否会想：若干年前，我们都曾是一堆杂乱无章的原子？

下一次，当你看到一条摇头摆尾的小狗，当你看到一头步履沉重的大象，你是否会想：曾经有一天，我们都只是一个尚未分裂的卵细胞？

科学把我们带到了生命的源头。

费曼教授在谈及生命现象时还指出："我相信，（艺术家）看到的美丽对我和其他人来说也都是可以看到的，尽管我可能不如他在审美上那么精致……我也可以欣赏花朵的美丽，但我对花的了解比他所看到的外观要多。我可以想象其中的细胞和内部的复杂机制。我的意思是，（花朵）并不只在宏观的尺度上很美，在微观的尺度上，它们的内部结构和进化过程也很有美感……科学知识只会增加花朵的美感和神秘感，人们对花朵更加兴趣盎然、惊叹不已。"

将在 10 个月后长成你的那个受精卵细胞开始分裂了。

在第 7 周时，当超声波的探头第一次"听"到你的心跳，你的整个"躯体"才一颗蓝莓那么点大！

到了第 9 周，你长到了一颗樱桃的大小。你已经不再是胚胎，而发展为胎儿，虽然消化道和生殖器官已形成，但即使是最有经验的技术员，要辨出你是男孩还是女孩尚为时过早。

第 15 周到了，你仍旧只有一个苹果的大小，但你的大脑已经开始尝试控制你的肌肉。你能够活动肢体，甚至可以翻跟斗，吮吸大拇指的"坏习惯"也有可能已经形成了，但是你妈妈还不知道，也管不到你。

在第 23 周时，你猛增到一个木瓜的大小。这时你的听力已经相当发达，开始能识别妈妈的声音，以免日后一"出门"就认错了人。至于爸爸的声音嘛，没那么重要，再等一个月（第 27 周）吧。

第 32 周到了，你差不多是一颗大白菜的尺寸。这时你的味蕾已基本长成，你会在吞咽羊水的时候知道妈妈今天是不是吃了大蒜。你没有选择，只能习惯于妈妈常吃的食物，日后挑食也不完全是你的责任哦。

终于到第39周，你已经长到了一个西瓜的大小，感到了周身空间的狭小，稍稍展臂和伸腿都会引来妈妈的注意和安抚。于是你们俩默默地"商量"：时机成熟的话就到外面的世界去（来）看看吧。

从第一声响亮的啼哭开始，你踏上人生的旅途，义无反顾地一路走去。虽然欢笑多于苦恼，但是每个人都会生病，这是生命的一部分。

没有人能真正记住第一次生病吃药的感受：妈妈说你很乖，不哭也不闹；爸爸却说你一口全吐了出来，弄脏了他的衣裤。也没人能真正回忆起第一次看病打针的情形：妈妈说你很勇敢，还冲着打针的护士阿姨笑呢；爸爸却说你哭得那个惨啊，两块冰激凌才止住。

因为每个人迟早都会生病，所以我们有了医药学，一门专门研究疾病与治疗的学问。千百年来，医药学的精英们一直在探究生命的奥秘、疾病与健康的奥秘。在21世纪的今天，我们对于生命、疾病和健康的认知达到了不可思议的深度和广度。

1981年4月26日，在迈克尔·哈里森医生的主持下，美国加利福尼亚大学旧金山分校医院进行了世界上首例成功的人类开放式胎儿手术。接受手术的孕妇腹中的胎儿患有先天性的尿路阻塞，出现了肾积水，这很可能导致胎儿在出生之前就肾脏坏死，危及生命。为了抢救胎儿的生命，做手术的医生给胎儿做了膀胱造口术，在胎儿的膀胱中放置了一根临时性的导管让尿液正常释放。胎儿出生之后，医生又进行了尿路再造手术，彻底解决了这个婴儿的遗传缺陷。

也许你开始想象，手术时这个胎儿才多大？他能感觉到疼痛吗？做这个手术的医生必须何等精准？也许你还会想：这种先天性的遗传缺陷是如何发现的？是哪一种先进的诊断技术隔着肚皮还有如此高的可信度，可以让接诊的医生如此精准地知道是胎儿的尿路出现了阻塞？

每年在美国出生的约 400 万婴儿中，约有 12 万（约占 3%）患有某种先天性缺陷，其中一部分可以在出生后得到成功治疗。随着胎儿影像学和各种无创产前检查技术在过去几十年中取得突破性进展，我们对胎儿发育的了解也有很大程度的提高，越来越多的诊断工具使我们能够更精确地识别胎儿发育过程中出现的病情及其恶化的程度和速度，同时辅助我们开发新的医疗技术来帮助子宫内的胎儿早日康复。

如今，胎儿治疗被公认为儿科医学中最有前途的领域之一，而产前手术正成为越来越多具有先天缺陷的婴儿的一种治疗方案。在婴儿出生之前我们就可以相当准确地了解其发育和成长，及时发现可能出现的病变并实施治疗，这是所有家长的祈盼，也是几代医生的夙愿。

2012年4月17日，年仅七岁的美国女孩艾米丽成为第一个接受"融合抗原受体疗法"（Chimeric Antigen Receptor Therapy，简称CAR-T疗法）治疗的儿科患者。在其后的几个星期里，费城儿童医院的医生从艾米丽的血液中提取她的免疫T细胞，将其在体外培养，然后用最先进的生物工程技术对这些免疫T细胞进行了化学修饰，使得这些免疫T细胞能有效识别正在艾米丽体内野蛮生长的癌细胞。体外实验成功之后，这些修饰后的（融合抗原受体）免疫T细胞被重新植入艾米丽的血液中，再次与癌细胞决一死战。

从五岁开始，勇敢的艾米丽与一种最常见的儿童癌症——急性淋巴细胞白血病——顽强地抗争了两年，她的医生穷尽了当时已有的一切治疗方法，在短暂的疗效之后，癌细胞总是一次又一次卷土重来，侵蚀着她越来越虚弱的生命。这一次会有不同的结果吗？修饰后的免疫T细胞移植后，剧烈的免疫反应开始了，昏迷中的艾米丽在生与死的边缘足足挣扎了两个星期。她战胜了死神，苏醒过来，随后的测试震惊了所有人：癌细胞不见了，而那些修饰后的T细胞仍然在那里，准备清除任何试图卷土重来的癌细胞。

在许多人的眼里，这样的描述似乎只应该出现在科幻作品而不是科普作品中。如今，随着基因编辑技术的突飞猛进，我们的医疗技术已经精准到了患者免疫细胞表面标记分子的水平，大概不能更精准了。当然这只是开始，在分子水平和细胞水平上，我们对疾病和健康的了解才刚刚揭开了一角，还有许许多多的未知等着我们去深入探索。

如果说产前手术与 CAR-T 疗法代表了医药学发展的深度，那么全球基础公共卫生系统的建设和疫病防控则体现了医药学涉及的广度。例如，天花病毒被牛痘疫苗彻底灭绝，引起河盲症的盘尾丝虫已经在伊维菌素的围剿下成为濒危物种……

2019 年 6 月 18 日，世界卫生组织在官方网站以"从 3 000 万到零：中国创造了无疟疾的未来"为题发文，高度赞扬中国人民在消除疟疾上所取得的成就：自 2016 年 8 月以来，中国尚未发生任何疟疾本地病例。

在 20 世纪 40 年代，中国每年有大约 3 000 万例疟疾，其中有 30 万人死亡。1955 年，中国卫生部制定了《国家疟疾防控规划》，各社区团结一致，改善灌溉条件，减少蚊子滋生地，喷洒杀虫剂并推广使用蚊帐。地方卫生组织建立了防控体系，以尽早发现病例并及时制止疫情的蔓延。到 1990 年底，全国疟疾病例总数下降到 12 万左右，疟疾相关的死亡人数减少了 95%。从 2003 年开始，在全球抗击艾滋病、结核病和疟疾基金的支持下，中国卫生部门加强了培训和灭蚊措施，人员配备、实验室设备、药品等方面都有改善。在其后 10 年间，全球基金提供了总计超过 1 亿美元的支持，帮助中国的 762 个县终结了疟疾，使每年的疟疾病例数减少到不足 5 000 例。

2010 年，中国提出了一个宏大的计划：在 2020 年之前消除疟疾，这是对 2000 年世界卫生组织《千年发展目标》中的疟疾目标的回应。为了达到这一目标，中国实施了一种高效的监测策略，在病例传播之前迅速发现并制止疟疾，它被称为"1-3-7"策略：在 1 天内必须报告任何疟疾病例；到第 3 天结束时，县疾控中心将确认并调查该病例，确定是否存在传播风险；到第 7 天结束时，县疾控中心将采取措施确保不再传播，包括对发现疟疾病例的社区成员进行检测。

在 2016 年上半年，全国范围内仅报告了 3 例本土疟疾病例，在 2017 年、2018 年和 2019 年均未发现本土病例，实现了 3 年无病例、彻底消灭疟疾的预定目标。

这是一项很了不起的成就，但是我们离高枕无忧的日子还差得很远。随着全球人口持续增长，全球化经济持续发展，对抗传染性疾病的基础公共卫生建设正面临着新的挑战。2020 年，新型冠状病毒引发全球疫情，很及时地给我们敲响了警钟。截至近日，全球被感染人数已经超过250 万，死亡人数也超过 20 万，同时还造成了全球性的经济停摆，各种次生危机与相关的生命和财产损失也将是前所未有的。

有各国政府的高度关注和积极行动，有众多民间组织的志愿加入，有医药界的全力救治和疫苗及药物研发，人类终将凭借集体智慧战胜疫情。但是我们必须警钟长鸣，进行更多的战略投资和储备，健全及时的多重预警系统，才有能力应对各种可能的全球性健康威胁；我们必须携起手来，实现公共卫生资源与信息的共享，因为疫病是我们共同的敌人。

我们走在人生旅途上，有着各自不同的节奏、色彩和旋律，但是我们每个人的结局没有丝毫悬念，哪怕百转千回，必定殊途同归。

英国著名生物学家、教育家理查德·道金斯在他的畅销书《解析彩虹：科学、虚妄和对奇观的嗜好》中写道："我们都将死去，因为我们都是幸运儿。绝大多数人永远也不会死，因为他们根本就没有出生。那些本来可以成为你我，但实际上永远看不到这一天的人，加起来比阿拉伯的沙粒数目还要多。那些未出生的灵魂中肯定有比约翰·济慈更伟大的诗人，比艾萨克·牛顿更伟大的科学家。我们可以肯定这一点，因为我们的DNA可能造出的人数要远远超过实际出生的人数。在这种令人感到渺小的赔率中，却是你和我，本着我们的平常心，来到了这里。我们这些赢得了出生彩票而享有特权的少数人，怎么还能因为我们都要不可避免地回到出生前的状态而发牢骚？绝大多数人根本就没有这个机会！"

与生的权力一同降临你我的，是死的归宿。

普利策奖获奖作品《拒绝死亡》（*The Denial of Death*）的作者厄内斯特·贝克尔指出：死亡的威胁始终困扰着我们，但同时也激励着我们。贝克尔认为，我们有许多行为都源于对死亡的恐惧，都是为了减轻我们对即将不复存在的恐惧而进行的无谓努力。在这种恐惧心理的影响下，我们很难以一种平常心去面对死亡，以及死亡带给我们的悲伤。

2017年4月20日，在生命的最后一个早晨，87岁的查理·埃默里克和88岁的弗朗西·埃默里克紧紧地手牵着手，这对住在美国俄勒冈州波特兰市的老夫妇已经结婚66年了。

查理退休前曾经是一位受人尊敬的五官科医生，在2012年被诊断出患有前列腺癌症和帕金森氏症。在与多种疾病的抗争中，查理的健康状况愈来愈糟糕，生活质量每况愈下。他夫人弗朗西曾在查理工作过的一家印度医院负责营销和公共关系工作，晚年后一直被心脏病和癌症严重困扰，健康状况极不稳定。

2017年初，查理感觉到终点正在临近，得知自己可能只剩下6个月的时间了，便跟弗朗西开始认真地讨论他们人生的最后选项：在何时何地以何种方式有尊严地死去？埃默里克夫妇仔细研究了俄勒冈州《尊严死亡法》的规定，该法律要求两名以上不同的医生进行检查，确定生存期6个月或更短的预后，并多次确认意图以及患者自行摄入致死性药物的能力，整个程序不得少于15天。非营利机构俄勒冈生命终选（End of Life Choices Oregon）的资深专家为埃默里克夫妇提供了专业的咨询，解答了他们和亲属的各种相关问题。

埃默里克夫妇做出了他们自己的选择。

在那个最后的早晨，查理和弗朗西坐在轮椅里来到大厅，与家人告别，然后紧紧地手牵着手，在处方药物的辅助下一起平静地离开了这个令人留恋的世界，他们的遗体捐赠给了科学研究。

女儿和女婿在二老的许可下记录了他们的谈话和准备工作，直到最后时刻，记录下他俩最终抉择的背景以及坚定的信念。这本来只是为家人留作纪念的，但最终埃默里克夫妇同意将这些影像记录剪辑成短片《生与死：一个爱情故事》，公之于众。"他们没有遗憾，没有未了的心愿。感觉这就是他们的时刻，知道他们能永远在一起真是太重要了。"女儿如是说。

自俄勒冈州1997年成为美国第一个将医学辅助死亡合法化的州以来，已经有1 000多名临终的患者在那里完成了医学辅助死亡。从许多方面看，医学辅助死亡仍旧极具争议，但关于死亡的选择和讨论是十分有必要的。

如今在发达国家里，绝大多数人死于繁忙的医院或养老院中，通常是在医生和护理人员的陪伴下。殡仪馆迅速移走死者并进行最后的护理和化妆，几天后在殡仪馆或教堂举行短暂的仪式，随后下葬或火化，一切就结束了。

我们能做得更好吗？如果可能的话，每个人是不是都应该在何时何地死亡方面有所选择？这不再是科学问题，而是人文的问题。

我们讲述生命的故事，在任何一个尺度上它们都是如此神奇美妙。我们讲述医学的故事，从防疫到治疗，它们都是如此鼓舞人心。我们讲述来自生命和医学前沿的人文故事：有急救病房的生死时速，也有重症监护室的悲欢离合；有法医显微镜下的蛛丝马迹，也有微生物世界里的隐秘凶手；有离奇死亡的扑朔迷离，也有临终关怀的爱与尊严……

译林出版社的"医学人文丛书"讲述的就是这样一些扣人心弦的故事。

梁贵柏

2020 年 4 月于美国新泽西

*

献给爸爸和妈妈，

他们教导我，万事皆有可能。

*

● 作者按

为了保护病人隐私，我在本书中有意更改了他们的一些细节信息。至于那些比较罕见的病例，因其独特性很容易暴露病人的身份，我在获得病人首肯或家属同意后，才与读者们分享这些细节。本书的所有临床病例都来自我遇到的真实病人，我把其中一些故事融合在一起，并为读者提升了文字的可读性。我仅在书中呈现自认为可靠的事实，但源于同事、病人家庭或朋友的一些二手信息，我并未去验证。我的一些博文曾刊载于《英国医学杂志》，本书所讨论的一些主题改写自那些文章，且有所拓展。

目录

001 — 序言

005 — 第一章　欢迎来到重症监护医学的世界

027 — 第二章　免疫系统

057 — 第三章　皮肤与骨骼

085 — 第四章　心脏

117 — 第五章　肺

147 — 第六章　脑

185 — 第七章　消化道

205 — 第八章　血液

225 — 第九章　灵魂

247 — 后记

253 — 附录

259 — 致谢

261 — 注释

序言

2016年，我前往爱尔兰都柏林参加一次医学研讨会。与会演讲者们都很睿智，会场气氛令人印象深刻，整段经历让我颇受启迪。在会议最后一天，我发自内心感受到希望和鼓舞，急切地想回到作为一名重症监护室主任医师的日常工作中，脑子里满是新的点子。那天晚上，机缘巧合，我步入一家老旧的爱尔兰酒吧，这次外出改变了我的人生。一个当地人问我在城里做什么。我解释说自己参加了一场医学会议。

"不错啊，"她说，"你是什么方面的医生？"

"我是重症监护室医生。"我回答说。

"那到底是干什么的？"她问道。

就在那个时刻，一种深邃的感觉击中了我。过去十年，我一直在写科研论文，事实上没几个人会读。我走遍世界，在医学会议上向那些比我还懂行的人夸夸其谈。尽管做了许多工作，耗费了许多心血，但我把最重要的人忘了——这个人就是你。

你是我过去的病人，我未来的病人，我现在病人的儿女、父母或邻居。尽管收治病人中有五分之一的人最终会死在重症监护室里，但大多数人甚至不明白那是什么。[1]

在那个寒冷刺骨的爱尔兰之夜，在最后一杯黑啤深色酒泡的陪伴下，我开始写这本书。这不是一本充满欢声笑语的作品，事实上，书里多是悲伤，但也总有希望。我要带你去走走，去那些命悬一线的病人去过的明暗之所。即便是在黑暗里，最小的处所也能闪耀未来的微光。我要向自己遇过的病人借用他们的身体、生活和家庭，用这些故事在死生相交的深缝里洒下光亮。

如果我在今天、明天和后天都努力工作，兴许能救下一人的性命。在我整个职业生涯里，也许能救好几百人。然而，我希望这本书能做到更多。我希望它能告诉你重症监护可以做到哪些，应该做到哪些，甚至不应该做哪些。它会给你一些极有用的建议，避免你身边的人在某天需要见我。它甚至能告诉你如何拯救一个人的性命，让你对社会中存在的最为显著的伤害提高警觉，让你一瞥生死边缘。生命之脆弱会逐渐变得明晰，当然，不可思议的适应力和坚忍不拔的人性会抵消这种脆弱。

现在，我要带你开启一段重症监护医学世界的旅程，带你看看我们每天要治疗的病人。书里的每一章都是受到我在临床医学一线所遇之人的启发而写就的。我们会去探索重症监护室的工作机制，以及身为在该病房内工作的医生，我的所思所想。你会体验到医院最戏剧化的区域内的声、味、相。我们还会探索人体的主要器官系统，探究我们是怎么在人体已无脉搏的情况下维持体征的，以及当病人被宣布脑干死亡时会出现何种情况。我会跟你分享病人、家属和医护人员在与人类的脆弱相搏斗过程中的高光与低潮。低潮浸透着黑暗，然而当病人和家属站在生死边缘时，我有幸与他们站在一道，支持他们。借助这一透镜，我看到了美好生命的日常点滴。已逝的史蒂夫·乔布斯在一次斯坦福大学毕业典礼致辞中提到，"死亡是生命最伟大的发明"，这句话让我们珍视在这个地球上与他人共享的时光。有时，黑暗能带你看到光明。

马特·摩根医生

@dr_mattmorgan

2019 年 1 月

Rx

第一章 欢迎来到重症监护医学的世界

一个小女孩如何帮助拯救了世界

　　一名重症监护室医生，是重症特护医生，是病危护理医生，是重症医疗师，是复苏医师，但归根结底，仅是一个人。

　　哥本哈根，8月一个晴朗美丽的傍晚，女孩薇薇放学回家后，在花园里跳舞。薇薇是一个快乐的12岁小姑娘，头发是金沙色的，脸颊如苹果般红润。父母离异，生活对她来说有些艰难；她的妈妈在工厂里做帽子，努力维持生计。妈妈透过窗户看着自己的女儿，薇薇正光着脚丫在草地上起舞，自顾自地咯咯笑。48小时后，薇薇处于生死边缘。我要讲的这个故事，正是关于让薇薇存活下来的那些人、那些实践和技术的。薇薇的经历是一条长达65年的奋斗道路的起点，这条路让我们在面临毁灭性的重大疾病时仍有机会继续享受人生。这个故事将告诉你，重症监护将如何拯救你的生命。

那天早些时候，薇薇没有留意到一滴水正好落在她的手上。[1] 晚上用手揉眼睛时，她自然也不知道这颗水滴里包含了百万拷贝数的致命脊髓灰质炎病毒。当妈妈唱睡前小调哄她入睡后，病毒在体内开始攻击。它穿过了细胞膜，从薇薇的手上转移到了她的口腔细胞中。太阳落山后，病毒已经感染了她的扁桃体、颈部的淋巴结，最后是她的消化道。到了早上，薇薇觉得头疼，便没再跳舞。妈妈把冰凉的手放在她发烫的额头上，而后按了按她僵硬的脖子。再过一天，薇薇在系夏裙的扣子时已经有些勉强，她的胳膊沉重、虚弱，手指笨拙地移动。她被带到当地的布勒格丹医院，医生叫她名字时她已经没了反应，呼吸急促且短浅。不久后，薇薇遇到了那个将救她一命的男人，他是世界上第一位重症监护室医生——比约恩·易卜生医生（见附录图1）。

在遇到薇薇的时候，易卜生医生36岁，是一位麻醉师。他一眼就看出薇薇正被严重的急性脊髓灰质炎折磨——急性意味着病症的开始和进展都很迅速，严重则是因为薇薇所患的脊髓灰质炎已让她出现了深度衰竭。1952

---

[1] 接触水滴是最可能也是最典型的感染途径，当然在薇薇的病例中，我不可能确定情况一定如此。（本条为作者注，以下页下注均为译者注。）

年，在哥本哈根脊髓灰质炎大暴发的头两周里，已经有27人死于这一疾病。这次疫情结束时，有超过300人感染了脊髓灰质炎，其中的三分之一遭遇了薇薇所经历的呼吸道衰竭，最终130人死亡。[1] 易卜生医生知道唯一能救薇薇的机器是所谓的"铁肺"，但这台机器当时已被占用。因为患上这种疾病，薇薇的呼吸道肌肉非常虚弱，无法帮助她吸入周边的空气，而铁肺是她唯一的幸存机会。铁肺会在病人的胸腔和外部世界之间建立一个密封环境，用一个强有力的空气泵制造出真空，由此抽动胸腔膈肌，让空气从气管进入肺部。

看着薇薇的呼吸变得越来越弱，易卜生医生感到绝望。随着她血液中溶解的二氧化碳（一般会随呼吸排出）含量升高，她的血压也越来越高，神志越来越不清晰，她甚至控制不了唾液，会呛到自己。接下来，易卜生医生决定做一件激进的事，而此举将永远改变医学。

作为麻醉师，易卜生医生在手术室里的职责是给病人注射强劲麻药，使其陷入昏迷，再用其他药剂让所有肌肉停止收缩反应，其中就包括呼吸肌。只有在这种情形下，外科医生才能安全地进行复杂的手术操作，因为这些操作要求人体处于静止和易于操控的状态。同时，为了确保病人正常呼吸，易卜生医生需要将一根塑料管插到病人的气管里，大多数情况下是从嘴巴或鼻子插入，但偶尔也会直接从颈部正面插入气管中——这一过程被称作气管切开术。

对易卜生医生来说，薇薇的情况其实是他每天救治病人时都会遇到的。不同之处在于，薇薇的肌肉无力是由脊髓灰质炎病毒直接作用于运动神经和脊髓引起的，一般情况下是由此二者给肌肉下达指令。虽有不同，解决方法却如出一辙，1952 年 8 月 27 日上午 11：15，易卜生医生把薇薇抬到手术室，组织了一次紧急气管切开手术，他将薇薇的气管与一个充气袋相连，随即挤压了一下充气袋，利用正压将空气挤入薇薇的肺里。

这与人类一般的呼吸方式截然相反。你现在试着深吸一口气，感受一下腹部的那块大肌肉，也就是膈肌，它会向下压，同时刺激肋骨两边的肌肉收缩，促使肋骨向上和向外扩张。这一系列动作会在有弹性的两肺之间、胸腔内部各层之间创造一种负压。这种压力被传递到了肺部，将双肺向外拉伸，5 亿个微小肺泡感受到压力，帮助空气吸入。就是在这个时刻，空气变成了呼吸。但在薇薇目前的情况中，易卜生医生是靠挤压一个袋子来把空气挤到肺里的，这就像是在高速行驶的汽车里，你把头探出窗外，张大嘴巴，让空气鼓进去。

呼吸之间，薇薇的胸口抬升又伏落。第二次呼吸要比第一次容易些，到第十次时，她沉甸甸的双眼睁开了，她终于又透过生命的窗户看到了世界。

生活中看似简单的想法很可能通向最深远的变革，现在正是这样的时刻。易卜生医生不只是在拯救一条人命，还须维持生命的运转，为了做到这一点，接下来他需要迈出十分重要的一步——为薇薇创造一个安全的环境，并召集一个团队来看护她，不间断地挤压充气袋，直到她的呼吸道肌肉恢复正常为止。没人知道她需要多长时间才能恢复。事实上光是持续挤压充气袋，就需要一队医学生轮流值班，每人挤压 8 个小时——不能挤得太用力，也不能太轻；在这样一间临时的医院病房里，需要耗费几个月的时间维持薇薇的体征（见附录图 2）。而这个病房，便是世界上第一间重症监护室。在哥本哈根脊髓灰质炎大暴发的 6 个月里，超过 1 500 名医学生志愿者来过这儿，帮助挤压薇薇以及其他需要同样治疗方式的病人的充气袋。[2] 最终，在 1953 年 1 月，充气袋被一个专门的医疗呼吸机替代，这个机器能直接帮助薇薇呼吸。

虽然困难重重，虽然薇薇颈部以下瘫痪，但她依然活了下来。住院 7 年后，薇薇出院了，她跟妈妈搬到了一个新建好的公寓，在那里她需要 24 小时依靠呼吸机。薇薇是个非常快乐、活跃和勇敢的年轻女士。她热爱阅读，口抿一根小棍子来翻阅她最喜欢的书（见附录图 3），她还会用牙齿咬住一根画笔在纸上画下各种珠宝。她经常参加家庭聚会，轮椅下装有重型电池来为她的"机械肺"供电；她在位于 12 层的公寓房间里眺望哥本哈根的城市天际线，一旁有心爱的边牧犬鲍比陪伴。薇薇与自己的一位男护工逐渐发展出一种特殊的情谊，两人陷入爱河，很快就订婚了，他们和鲍比在一处家庭避暑小屋里共同度过了一个长长的夏日，暂时从薇薇所面对的现实中抽离出来。

尽管薇薇接受了这么多年的康复治疗和护理，但重症幸存者的生活仍时常为残疾负担所扰，她无法完全实现生活独立。薇薇没让她所面临的挑战给生活蒙上阴影。她仍是妈妈的女儿，依然拥有自己的生活。之后，易卜生医生从未停下脚步。医学也在持续发展。

重症监护不单是某个场所，也不单是某群人或某个维持生命体征的机器。它有点像是当代的教堂，会用到特别设计过的建筑，昂贵的装备，独特的方法，以及一群在人文与实践方面经过专门训练、深谙聚精会神之术的人。重症监护关注的不是不朽的上帝，它关注的是最普通的病人，它救助病情最严重的患者。

重症监护的物理场所，可以被称作重症监护病房、加护病房，或者就叫重症监护室。重症监护室应该容纳医院总病床数 10% 的床位，并且须靠近手术室和急诊科。[3] 每个单独的床位区域内须特别配备维持体征的呼吸机、多种输液泵、透析仪和监控设备。但每张床最重要的配置并非以上所说的各种机器，而是病人的专属护士。

　　病人之所以会被送到重症监护室，是因为他们有一个甚至多个重要器官衰竭。有可能是肺衰竭，这样的病人需要呼吸机维持体征，比如薇薇；还有可能是心脏衰竭、肾衰竭、消化道衰竭、代谢衰竭、血液循环衰竭甚至脑衰竭。任何人如果病到需要器官支持的地步，就是命悬一线了。我们可以将医院里所有病人的疾病严重程度以及他们所需要的护理程度分为 5 个级别，从 0 到 4。[4] 0 级护理病人所患的多是温和疾病，可以安全地在普通病房接受治疗，在这种病房，7～12 个病人配备一名护士。1 级护理病人有病情恶化的风险，需要接受定时生命体征观察。他们通常会被送到护理干预更频繁的急症病房。2 级护理病人需要的是高依赖性护理。这种病人有且仅有一个器官面临衰竭，通常是两个病人配备一名护士。2 级护理病人的病房通常在重症监护室附近，或者就设在重症监护室内。与此同时，病情更严重的病人需要 3 级护理，训练有素的护士会在病床边 24 小时守护。这种情况通常是病人需要呼吸机来帮助他们呼吸，或者不止一个器官系统面临衰竭。有时，一个病人可能需要非常多的复杂装备来维持体征，且需要多名护士进行护理。这种病人即 4 级护理病人，他们始终在重症监护室接受治疗。在这里，危重病人不仅需要特殊的治疗或机器，还需要时间：医护人员需要时间解决病人的问题，医疗装备也需要时间来治愈他们的身体。而这一切之根本，在于病人们所得到的专门护理时间。

重症监护室医生所需的技能十分广泛。我们会做外科手术，将管子插入病人的胸腔、颈部和血管。我们必须是高超的沟通者，因为往往在与病人家属第一次见面时就要告诉他们此生最可怕的消息。我们会协助获取并解读身体各个部分的医学影像，从骨骼的 X 光片到脑部的 CT 扫描片。我们用强劲的药物调节身体的生理机能，并要对这些机能了如指掌。我们的工作环境被能显示数百种不同信息的监视器所包围，被显示屏上各种颜色的波形照亮。面对挣扎求生的病人，我们综合运用所有技能，想方设法弄清楚症结所在。然后我们通过团队协作去解决发现的问题。

我们所需知识与技能之宽泛，有时会让我觉得自己在自家医院里也像个冒牌货。第一次有这种感觉是在 2003年。当时我只是个医学生，在一群杰出的军事整形医师参加的年会上，面对众多高端听众发表演讲。我曾在内华达沙漠同美军军医一起，接受了一整个夏天的训练，于是想在年会上跟大家分享一下那次模拟战场演习。当我站起来，投影仪的灯光闪现，我突然语塞。那一刻仿佛成为永恒，我呆呆地看着眼前这些衣着服帖的听众，心里在问自己："我何德何能，竟站在这儿？"从某些角度来说，我确实应该怀疑自己：在这样一群经历丰富的老手面前，我没有资格谈论这个话题。幸运的是，当第一张幻灯片打到我身后的屏幕上时，一切豁然开朗，余下的20分钟一下子就过去了。但事后在军官食堂里，当大家告诉我很喜欢我的演讲，我还是一点都不相信。

15年后，许多话题我都完全有资格谈论了，但在医学会议上发表演讲时，有时还是会有那种感觉，其他医生一定也有同样的时刻。我们重症监护室医生对自身常存怀疑并不奇怪，因为我们需要透彻理解13 000 种疾病诊断、6 000种药物和4 000种外科手术，[5] 说不定哪天我们就需要用上其中一种方法来治疗某种疾病。这种感觉就像是做家庭医生，除了用尽方法治愈病重者，人们还期待你了解医学的一切。我们须问对问题，并明白能在何处找到答案，这种技能远胜于任何死记硬背的医学知识。在医院里，我们时常稍不留意就闯入了其他科室的领域，处理多年不曾遇到的情况，问题甫一解决就立马要全力以赴应对下一个问题。我们是解决问题的专家，既思维敏捷，又讲究真凭实据。

我职业生涯中许多值得一提的时刻不是依靠枯燥的医学知识，而是与这种解决问题的方式有关。在急诊部工作那会儿，我记得某个周六的下午，来自当地10岁以下球队的32名浑身泥泞的橄榄球运动员挤进了繁忙的候诊室。他们的对手玩了个过火的恶作剧，在赛后的咖喱餐中加了薄荷醇肌肉镇痛膏。32个孩子手拿水瓶，不停地冲洗自己火辣辣的、满是薄荷味的嘴。我检查完这种肌肉镇痛膏的化学成分后发现，舌头发辣完全不是他们最应该担心的问题。这种药膏的有效成分是阿司匹林，这种柳树皮提取物最初被古埃及人用来止痛。[6] 不幸的是，阿司匹林若过量使用便有毒性，特别是对孩子来说。面对满室受惊的孩子和忧心忡忡的父母，给每个孩子做血液浓度测试的标准流程已经变得不现实，时间可不等人。我们需要想出一个更富创造性的医疗解决方法，于是我站在候诊室门口，空气里弥漫着泥靴和淤浆的气味，我问道："你们中咖喱吃得最多的是哪个？"

幸好，一个瘦小的男孩举起手，他记得朋友们都笑话他吃得太快，在味蕾察觉出薄荷味之前他就已经把饭吃完了。我们把他带到一旁，给他做了血液测试。测试结果让人松了口气，他血液中的水杨酸（阿司匹林的化学名称）水平远低于需要接受治疗的阈值。我们可以安全地假设，既然这个小男孩与同伴相比食量较大，体重较轻，那么其他各位小运动员都可以返回运动场了。这个接受血液测试的男孩使队友们皆免于针刺之苦，理应获得"最佳球员"的称号。

研究生考试时，若遇到难应付的问题，我通常会先用自己的套路作答："好吧，这个问题的答案可以分为三大部分……"这能给我额外几秒钟时间思考，然后我的大脑能归纳出其中至少一个部分。不过，在回答"病人怎么进入重症监护室?"这个问题时,真的是有三个可能的答案:前门、侧门或手术室门。

人们一般把急诊部看作医院的"前门"。这里是某些病人的必经入口,他们通过救护车、救护直升机抵达医院,或者情急之下自己上门,甚或像有次我看到的那样,从一辆疾驰的汽车上滚下来。那些生理体征数值(包括心率、血压和意识状态)不佳、已被判定为危重的病人会被直接送到急诊部一个叫作"复苏区"(resus)的地方。"Resus"是"resuscitation"的简写,复苏区的病床单独隔间,配置各种理想的设备,以高效、及时的方式护理病情最为严重的病人。复苏区的每一个区域都可随时取用急救药品,配备可即刻使用的呼吸机,还有高比例的护理人员——他们全都训练有素,随时准备抢救生命。这里就像一个缩小版的重症监护室,只是反应更迅速,但仅能维持较短的时间。某些医生的专长便是在该阶段治疗病人,他们自称"复苏师"。重症监护室医生也会前往复苏区,但一般是在病人需要转交给他们的时候。

作为一名重症监护室主任医师,我破旧的移动寻呼机上时常会闪现一些熟悉的数字。当寻呼机上出现数字915(复苏代码),我的肾上腺素便会即刻升高,因为这个数字告诉我要马上行动起来了,即便此时我可能正在离医院十几公里的酒吧里淡定地坐着。给刚从一团乱麻般的外部世界进入医院的病人做复苏，是最刺激也最危险的工作时刻，病人们满身脏泥、血渍，通常穿着牛仔裤，他们入院前的信息几近于无。如果你慌了，病人也会跟着慌，其他人也一样，而惊慌从来不可能救人一命。当我穿过那些红色的门，永远不会知道门后等着我的是什么，我在脑海里排演着最可怕的情景，缓缓深吸一口气，让自己看起来外表平静，以缓和内心的慌乱。我试图在一片混乱的海洋中营造一湾有序的水塘。重症特护医生通常帮助病人在疾病早期稳定病情，协助做出诊断或短期治疗计划，决定病人是否适合转至重症监护室。只有当病情稳定时，病危病人才能安全转至我们的重症监护室，开启治疗的下一阶段。

我病人中的三分之一都是直接从医院其他病房转到重症监护室的，也就是从所谓的"侧门"进入。他们在病重到需要接受重症监护之前，可能已经在医院接受了几天、几周乃至几个月的治疗。复苏病人的个人信息一片空白，而病房病人带来的是一种完全不同的挑战。当走进一个不太熟悉的病房来见转诊病人时，我有个秘密技巧，能迅速找到其中的危重病人。环视四周，某张病床的布帘会被放下来，在这帘子的底端，你能看到许多医生和护士的鞋。有些人只是静静地站着看，另一些人则不时在床边走动。一旦我靠近些，就能听到监护仪发出的熟悉声响。在帘子四周瞧一瞧，转诊团队告诉我的诸种细节完全印证了我通过直觉想象出的画面。

病房病人转移到重症监护室时，与之相伴的是丰富的信息，有各种检测结果、X光片、治疗笔记，以及最危险的东西——其他医生的意见。大多数临床诊断失误并非由于医生不称职或缺乏知识，而是因为人类思维本身。在面对时间压力、海量数据、复杂性和不确定性时，我们的大脑理所当然会寻找各种捷径。我们用直观推测来代替深层思考，依靠经验、他人的意见，以及能打消自己疑虑的决定。当我们的远古祖先在炎热的稀树草原上面对一大群角马时，这种抄近路的想法能救他们一命；但当我们在病房里面对性命岌岌可危的病人时，这些捷径恐怕救不了多少人。

假设今天某个同事告诉我，创伤病房里的一个病人因为车祸后严重感染，已经呼吸困难三天了，我的直觉是相信他说的话。我会查看病人的血液检测结果，下意识地关注那些能够佐证我的假设的数据。我始终记得上一个病人的脸，他是我从同一个病房收治的病人，因为严重感染而病逝，我下定决心这次要有所改变。我的猿类大脑或许对走捷径感到开心，但我的批判性思维并不如此。我可不能让这些捷径主宰我所有的工作。我急需洞察力和训练，告诫另一个自己不要想着凡事抄近路。我需要从头开始，带着逻辑独立思考，问问自己："如果那并**不是**问题所在呢？"如果我不这样做，我就不可能知道这个病人根本没有严重感染，而是体内大量出血止不住。抗生素和呼吸机在这种情况下肯定没什么用。这个病人最需要的是手术止血。值得庆幸的是，重症监护作为一个专业门类，在发展中吸纳了认知科学的优秀成果，解决了人类固有的一些缺陷。

作为一名医生，我犯过不少错。但我并不是个糟糕的医生。我只是个普通人，在一个不普通的环境里工作。医学领域的大多数失误与知识或技能缺陷无关，我曾担心自己无法诊断出罕见疾病，或者在最危急的时候犯下复杂的流程错误，但这些我通通没犯过。如今我知晓，我曾犯过的、将来也可能会犯的错误，并不会有多复杂，都是简单的、可预料到的错误。这些失误就是你哪天在购物、与朋友倾谈或开车时会犯下的那种。我们基于直观推测得出的结论在很多情形下是正确的，但有时也可能是错的。你可能会三次在同一个地方寻找家门钥匙，坚信自己一定是把钥匙落在那儿了。你可能一进商店就忘了最初想要买的那样东西。这些错误会犯，但生活还将继续。

不幸的是，当一个病人身处生死边缘时，这些简单的错误有可能会要了他的命。同样是由人来参与的事务，这些错误如果发生在会计、银行或软件开发这些行业里兴许还能接受，但在医学领域，错误会带来疼痛、苦难甚至死亡。

将医疗失误视作正常的人类失误，这一认知使医疗体系发生了循序渐进的改变。时至今日，当某个医生犯下潜在的严重错误时，整个体系能有效防止该错误对病人造成伤害。我可能想用针筒往病人的血管而非胃里注射致命剂量的空气，但一种特殊的信念会制止我这么做。重症监护培植了一个强健的系统，它有可能会温和地失效，但绝不可能发生灾难性的失灵。它能预料到人为错误，利用自身的弹性和冗杂配置，提供相应的补偿机制。无论如何，它绝不完美，仍有很长的路要走。

这些改进是通过三方面的革新达成的。阿图·葛文德的颠覆性著作《清单革命》[7]将那些简单却有效的技巧引入了医学领域，这些技巧是你想记住要买的必需品时就已用过的。葛文德介绍了世界卫生组织推出的《手术安全核查单》，在每次手术之前，执行简简单单几个关键步骤，比如核查病人的姓名和过敏源，就可以拯救数百万条性命。[8]如今，我们已将这份核查单列入重症监护程序之中，比如在实施气管切开术前，又或是在日常查房之中。

第二个方面的革新则借鉴了航空等行业中使用的技巧，以在危机期间改善团队行为。机组资源管理（CRM）赋予了团队初级员工质询高级员工决策的权力，以拉平等级，由此提升安全性。机组资源管理能够帮助团队在可能的灾难面前凝聚人心，高效且安全地展开合作。在重症监护的突发情况中，我现在不会急赶着往前冲，而是选择后退一步，从整体上了解情况，分配人员，听取他人的良好意见，然后再采取行动。

最后一个革新建立在诺贝尔奖得主丹尼尔·卡内曼的成就之上，体现在他催人奋进的著作《思考，快与慢》中。[9] 医疗失误实际上是人类根深蒂固的启发式认知的一种表现，承认这一点，我们才敢于在医疗过程中寻找那些普遍被描述为认知错误的东西。每一天，我都在见证锚定效应 [1] 存在的证据——某个医生较早时候所做的错误诊断会永久地贴在这个病人身上。我意识到自己在照顾完某个患有罕见病的病人之后，一段时间里都会不自觉地给其他病人做同一种罕见病的测试。我知道自己是在为证实直觉寻找证据，倾向于相信那些并不太方便获得的事实，若不如此，便会产生心理冲突，形成认知失调。让自己对这些人为失误做好心理准备，可以防止一错再错。认清这些错误，能让我成为一名更好的重症监护室医生。

最后一种进入重症监护室的方式——从手术室门进入——是为某些接受特定的外科手术后的病人准备的。转入重症监护室可能本就在手术计划之中，也可能是手术或麻醉过程中突发并发症，导致病人不得不被送入重症监护

---

[1] 锚定效应（anchoring bias），指当人们需要对某个事件做定量估测时，会将某些特定数值作为起始值，起始值像锚一样制约着估测值。在做决策的时候，人们会不自觉地对最初获得的信息给予过多重视。

室。某些大手术结束后，病人需要一段时间的密切观察或器官支持，这样的手术包括食道癌手术、肺部分切除手术，以及心脏手术。在某些情况下，尽管病人接受的并非大型手术，但其恶劣的健康状况会促使术后转至重症监护必须被列入计划。预测何人该在术后转移并不容易。一些医院给病人提供运动测试，以分析病人对手术的耐受力。但这些测试既费时间又费钱，而且不是所有病人都有能力参与。可穿戴设备的爆炸式增长让我想到，是否可以让病人仅佩戴可测量生理信号的手表，以代替那些更具侵入性的测试。尽管研究仍在进行中，很可能还要花上十年工夫，但可穿戴技术能够提升风险预测模型的精准性，以便我们在大手术后更好地照顾病人。[10]

这种有计划的术后重症监护室使用需求带来了巨大的挑战。除了冬季的定期需求增长外，重症监护室的日常容量难以预料。所以，当你做完手术需要一张重症监护室床位，你能否住进去取决于手术前一晚医院的忙闲程度。如果一个车祸病人急需这最后一张空的重症监护室病床，医生会怎么跟第二天一早做完手术也需要这张床位的癌症病人说呢？大多数情况下，外科医生、重症监护室医生和护士应及时为此向手术病人道歉，以免道歉听起来毫无诚意。这套高压体系一直近乎满负载运行，其结果就是手术被频繁推迟。[11]解决该问题最显而易见的方式是扩展重症监护室的病床容量，但这需要耗费大量财务支出。所以，提升治疗效率只能通过其他方法。对财务部门来说，在医院系统中，任何扩容都意味着资源可能被闲置，并非保障病人安全的必然举措。如果系统失去弹性，将变得僵硬、脆弱、极易崩溃。

有人想出了一个创新解决方案，即试图设立一个完全不存在床位的重症监护区域。这种解决床位紧张问题的方案看似奇怪，但我们须明白，很多时候重症监护室床位缺乏，是因为重症监护室病人在症状改善后，由于标准病房床位紧张而无法搬离重症监护室。在这种情形下，若重症监护室仅占有一个物理空间，病人就能在转去专门的手术病房接受手术后，直接回到重症监护室里他原本占有的那个位置。不出意外，接受 24 小时密切观察后，病人就能回到他最初入院的那间病房了，如此一来，便形成了循环。这种简单且高效的策略于去年应用后，让数百例手术得以实施，其中许多例在之前原本可能被取消。[12]

哥本哈根那个漫长的炎炎夏日过去 65 年后，重症监护室已经变成一个截然不同的地方。在西方国家，几乎每个急诊医院都设有一个用于照料危重病人的区域。那些轮班医学生在 1952 年哥本哈根脊髓灰质炎疫情期间充当呼吸机的做法已成为历史；如今，无论是技术层面，还是在高度专业的人员、药物和治疗方法的配备方面，重症监护已然屹立于医学前沿。这一切改善都要耗费巨大资金，在重症监护室待上一晚的开销是 3 000 英镑。[13] 不仅是钱财上的消耗，照料病人的人力成本也是巨大的。一个典型的重症监护团队包括一对一护理和治疗助手、一个由全科医生和专科医生组成的医疗团队、一名药剂师、一名理疗师、一名营养师、一名职业康复师、一名社工、一名心理医生和一系列支持性服务。尽管人们对重症监护治疗的高昂费用有所担忧，但实际上在重症监护室中治疗患者要比其他许多疗法（包括使用初级治疗的药物）费用低廉。举个例子，有分析表明，重症监护治疗每抢救一个人所需的费用约为 4 万英镑，而给健康状况较好的患者服用他汀类药物以治疗高胆固醇，所需费用可高达 22 万英镑。[14]

在重症监护室里治疗危重病人，能显著降低其病死概率。由于整个体系、医学训练、装备和循证治疗法的改进，接受重症监护治疗的病人的平均死亡率随着时间推移逐渐降低。[15] 现今，全球每年都有 3 000 万病人被送入重症监护室接受治疗，其中 2 400 万人能存活下来。[16] 据此我们可以推测，自薇薇成为接受重症监护治疗的首位病人后，到今天为止，重症监护拯救了约 5 亿人的生命。即便如此，维持生命并非重症监护的唯一目的。当我看着一位母亲的眼睛，告诉她我们将竭尽全力挽救她的儿子时，我的意思是：

医生们将尽其所能让她的儿子恢复到病前的生活质量。有证据表明，重症监护能显著提升病人的存活概率，由此过上充满意义的生活，而不仅仅是活着。[17]

在成为世界上首位重症监护室病人后的 20 年里，薇薇长大，恋爱，订婚，读了无数本书。她的生活五彩斑斓，充满欢声笑语。然而，不幸的是，当薇薇 30 岁时，她突然病重。她的双肺功能虚弱，呼吸急促，家人将她送回布勒格丹医院——这次不是因为脊髓灰质炎，而是因为第一次逃出生天所带来的后果。急促的呼吸表明她的胸腔已被反复感染，但这次的情况有所不同。1971 年 9 月，她因肺炎入院，这次她再也没能回家。薇薇走得很平和，年仅 32 岁。重症监护在 20 年前给了她再活一次的机会，但这次没能挽救她。的确如此，即便在 67 年后的今天，重症监护也不可能救下每一个人，我们仍有许多东西要学习。我们需要弄清楚病人在康复多年以后，重症监护是如何仍然影响其健康状况的。我们需要围绕谁**应该**接受重症监护治疗，而不单单是谁**能**接受重症监护治疗这样重要的伦理和道德问题进行辩论。我们需要提升专业水平，这样，如果薇薇第二次入院是送到我所在的医院，我能确保让她活下来。我们还需要告诉公众，什么是有可能实现的，什么是正确的，什么是错误的。

第二章 免疫系统

守门员、保护人、叛徒和攻击者

克里斯托弗是个 17 岁的学生，他的精彩人生才刚刚翻开篇章。他酷爱旅游，万分期待在大学入学前去澳大利亚完成毕业旅行。但在最后一刻他改变了主意，选择跟朋友一起去肯尼亚。而这个选择永远改变了他的朋友和家人的生活，也改变了我的生活。

克里斯托弗的爸爸对儿子突然改变行程一事始终很纠结，他不希望儿子去非洲。他在克里斯托弗的新背包上系了一缕红色羊毛，还系了一缕在他们开往机场的汽车车顶。他对妻子说，只有在克里斯托弗平安归来时，他才会亲手把这些羊毛解开。

克里斯托弗希望能在非洲当地的贫民区为孩子们做志愿者。这些工作能让他进入他人的日常生活，从一种和以往截然不同的视角来体验生命。旅程开始两周后，克里斯托弗接受朋友们的邀请，去攀登肯尼亚山山顶，他肺功能强健，四肢孔武有力，期间还帮助一位老奶奶攀登。他还和在志愿者工作中结识的几个当地小朋友一起在山顶合影（见附录图4）。从这座被称为"非洲之巅"的高山爬下来后，他们一起在酒店的水池里游了泳。那晚他睡下后，一群狒狒在他游过泳的水池里喝水，它们此前也无数次这般随意取水喝。

第二天，克里斯托弗出现了感冒症状——发烧干咳。这些都是感染的早期症状，他可能是在昨天游泳时受了感染，那时他感觉还很不错。[1]人体屏障在一般情况下能将异物抵挡在外，但任何对屏障的破坏，比如一个小小的皮肤切口，都有可能让微生物进入你的身体。病毒、细菌、真菌甚至单细胞生物都在此列。人类呼吸系统独具特性，数以百万计的肺泡既与外部的浑浊空气接触，也与人体内部的血液相连，由此，肺成了迄今为止人体最易被感染的器官。[2]异物进入人体的其他途径还包括进入泌尿系统，通过肠壁的破裂伤口，穿过肠壁本身，或通过充满空气的鼻腔等体腔。

朋友们当天想再去山区探险，克里斯托弗则决定休息一天。午后，他的呼吸开始急促，并咳出绿色的浓痰。到了晚上，他已经呼吸非常困难了，且开始呕吐。朋友们将他送到当地一个诊所，医生诊断发现可能是胸腔感染。你可以现在摸摸自己的额头，无论在寒冬还是酷暑，你可以感受到几乎恒定的 37℃ 体温，可能仅有零点几度的差别。你还可以数数自己每分钟呼吸的次数，应该是 10～15 次。而当时的克里斯托弗，体温已经升至 39℃，心率高达每分钟 120 次，呼吸频率更是急促到每分钟 25 次。他的肺泡里充满了体液，由此造成右肺底侧出现捻发音。在当地医院，克里斯托弗的胸部 X 光片显示出一片絮状的白色区域，那里本应是黑色的空气区域。这一病状被称作**肺实变**，在 X 光片上，感染便是以这种白色形式显现的。克里斯托弗患的是肺炎。

任何生物体都有可能引发人类感染。从全球范围来看，寄生虫和蠕虫是人类承受感染痛苦的重要来源。[3] 在西方，病毒、细菌和真菌是感染难题的三大祸首。[4] 一个针头的表面可以栖居 10 万个病毒，其中最小的仅有 20 纳米大；换作细菌的话，即便最小的细菌，针头表面也能够栖居 5 000 个，真菌则仅有 500 个。这些微生物极其微小，但非常活跃，即便是对像人类这般复杂、进化适应性强的有机体，它们也能导致疼痛、痛苦乃至死亡。

能引起多器官衰竭的严重感染，最常见的是由细菌引起的。依据构成其细胞外壁的化学成分之不同，这些细菌可分为两个有序的群类。1882 年，丹麦科学家汉斯·克里斯蒂安·革兰在一整群细菌中放入结晶紫染料。细菌将紫色染料吸入外壁，并由此呈现所谓的"革兰氏阳性"。那些没将染料吸入的细菌便是"革兰氏阴性"。依据细菌是否吸收革兰氏染料，在显微镜下显现何种状态，如何聚集在一起，这一简单的分类系统让科学家们得以为不同的微生物种类画出谱系。[5] 举个例子，那些呈串珠状且吸收革兰氏染料的细菌被称为"链球菌"，那些簇拥在一起的细菌则被叫作"葡萄球菌"。知晓哪种类型的病菌引起了感染，可提供有关疾病可能源于何处的线索（例如来自肺部而非大脑），并指引我们选择何种抗生素。克里斯托弗感染的是串珠状的链球菌，很可能是在非洲那个水池里游泳时染上的。

医生将抗生素注入克里斯托弗的血管中，对于严重感染患者来说，这种治疗方式是最有效的，但克里斯托弗的情况反而恶化了。他的呼吸更加急促、短浅，人也越来越疲弱。一般情况下，空气中 21% 的氧气会穿过他肺泡壁的表层进入血液，这一表层的厚度是人的头发直径的两百分之一。但如今这些肺泡里满是受感染的废物。这种情形首先影响了他的身体从空气中吸取氧气的能力，其次影响了其肺部排出二氧化碳废物的能力。随着血液中二氧化碳浓度增高，克里斯托弗逐渐变得嗜睡，随即陷入昏迷。医生将一个中指粗细的塑料管插入他的口中，穿过声带，深入气管。通过塑料管向内注入药物，以停止克里斯托弗的肌肉收缩，这一过程被称作气管插管术。这根管子的一头装有一个柔软的可充气球体，由此在克里斯托弗的上呼吸道和肺部之间形成防水性密封。医生给他戴上呼吸机，机器将不断增加的氧气鼓入他的肺中，同时有效排出含有二氧化碳的呼出气体。克里斯托弗患上了败血症，这是他的身体对感染产生的过度免疫反应，由此导致组织损伤和器官衰竭。[6]

克里斯托弗随后被空运回英国，入住我所在的重症监护室。与克里斯托弗共处的时光，彻底改变了我的医学职业道路，对此我心怀感激。我没有继续沿着成为重症监护专家的道路走下去，而是暂停临床训练，完成了我的研究型博士学位，我的研究试图回答我在治疗克里斯托弗的过程中所发现的那些问题。[7]在历时三年的研究中，我从危重病人体内抽取血液样本，这些病人往往处于败血症严重感染的早期阶段，我使用激光、染剂、酶和显微镜来检查他们免疫系统的各个组成部分。我很快便发现，败血症（拉丁名 sepsis，意为"腐烂"）是一种令人绝望的复杂疾病，患上该病的病人只能期待他们的身体能以正确的方式应对感染，如此才能存活下来。如果免疫系统的反应过于迅猛，这些病人往往会像克里斯托弗那样遭遇多器官衰竭。如果免疫系统反应不足，生命可能还没来得及抗争就匆匆消逝了。病人们要像童话故事里喝粥的金发小姑娘[1]一样：祈祷免疫反应既不能"太热"，也不能"太凉"，必须刚刚好。

---

[1] 该典故出自童话故事《金发姑娘和三只熊》。

微生物一旦进入人体，马上就面临一场战斗。从出生起，白细胞（最早由英国乡村医生威廉·休森于 1774 年发现）就不停地在我们体内游荡，它们了解并记住构成我们身体的各个部分，希望能识别出不属于这个身体的入侵者。举个例子，细菌的某些部分是由人体内部通常不存在的物质构成的，免疫细胞能识别出这些"非我"的物质，例如感染了克里斯托弗肺部的那些细菌的外壳。

　　接下来发生的事情既证明了免疫系统的高效性，也说明了它的危险，这就是级联（cascade）和扩增（amplification）。这个过程有点像是在陡峭的山坡上滚雪球。免疫细胞被那些"非我"的物质激活，它们会释放激素召集其他细胞涌入该区域，细胞通过血管犹如滚雪球般涌来，越滚越快，越滚越大，血管也因为分泌出的一氧化氮而变得松软宽大。在其他疾病（包括严重肺衰竭）中，我们会在病人通过呼吸机吸入的气体中加入一氧化氮，让病人的血管变得松弛。这些新抵达的细胞包括可以完全吞噬入侵者并释放出大量强力"漂白剂"的细胞，还有可以穿过细菌外壁的蛋白质子弹，甚至有能操纵入侵细菌的基因蓝图的物质，它们会让细菌自我攻击并就此分解。

　　又有一大波免疫细胞抵达战场，它们被称为 T 细胞，最初是在人体颈部的胸腺里生长。T 细胞犹如经验丰富的巡逻警官，可能之前就遇过同样的入侵者了。如果情况确实如此，它们便会释放出大量能破坏细菌机体的蛋白质抗体，并召集更多"警官"来助战，从而像不断变大的化学雪球般，继续级联和扩增的过程。

越来越多的细胞从淋巴系统里涌出，以超过 0.5 米 / 小时的速度行遍人体，它们像警犬一样嗅探感染细胞释放出的微小信号，沿着各个组织的内表面巡逻。当我们因激素分泌而发烧时，才意识到体内这一进程正在发生，留意到由于血管充血引起的感染部位肿胀，并且因这场"警匪追逐"大戏损耗了巨大能量而感到疲倦。我们希望免疫系统能解决身体出现的这些问题，清除感染，令我们康复，并准备好迎接新的一天。

不幸的是，这个心愿并不总能实现。就克里斯托弗而言，他的身体为了清除感染而做出的反应带来了一系列多余且严重的副作用。严重的感染可能导致多种器官衰竭，微小的感染也可以。问题在于，为什么会发生这样的事？关于感染引发器官衰竭，有这样三个关键的决定因素：病菌、人和治疗方式。我们可以回到克里斯托弗的病例上来，一一检视这三个因素。

当时，克里斯托弗的心脏已经被疾病影响。引发其感染症状的数百万链球菌正逐渐死去，因为强有力的抗生素正在这些细菌的细胞表面"钻洞"。但已经开始的连锁反应不会轻易结束，这说明治疗来迟了。克里斯托弗的身体反应非常激烈，试图消灭所有细菌，但这种反应影响了器官的健康运转。他的血压突降，血液无法有效进入大脑和双肾。他的心脏受此影响，心率从健康者每分钟 60 次左右飙升至每分钟超过 140 次。他休克了。

克里斯托弗的凝血系统也对细菌产生了反应，他的血液变稠且易于结块，由此堵塞了为他的手指、脚趾和肾脏供血的毛细血管。结果，他的双手变冷，手指惨白，肾脏也不再能清理、排出体内垃圾。与此同时，他体内其他地方的血液变得太稀，接受插管的血管周围开始出血。医生往克里斯托弗的血管里注射药物，本是为了升高他的血压，但因为他体内对感染的反应破坏了不同隔层之间通常牢固的封闭层，血液现在正从血管内层中渗漏出来。由于败血症，克里斯托弗的多个器官衰竭。我们运用革兰和科赫很早之前就使用的技术成功识别出导致此病的细菌，即肺炎链球菌。

140 年前，德国科学家罗伯特·科赫提出了细菌理论。[8]他首次强有力地证明了感染是由微小的、不可见的微生物引发的，而不是因为"瘴气"等缘故。光学显微镜的发明对这一革新观念大有助益，它让人能够透过目镜观察引发人体疾病的那些生命形式。令我惊讶的是，140 年后我们确定症状、诊断感染类型的方法，与科赫当时研究出来的办法大致相同。要了解克里斯托弗受的是何种类型的感染，我们必须先对他的血液、唾液和尿液取样。然后用革兰氏染料中的结晶紫染料为这些体液着色，并使用高倍显微镜观察结果。整个检测过程仍然存在一定困难和不确定性，而且十分耗时。许多严重感染的病人已经康复或故去后，医生才确认感染他们的是何种细菌。目前有许多新方法可以改进检测过程。其中一个是识别出遗传物质（DNA或RNA）的微小片段，然后在庞杂的电子数据库里进行搜索，以识别这些遗传序列是否来自人类已知的病菌。另一个方法是将样本中的微生物裂成几片，然后用激光照射它们，并分析它们的相对质量和光反射，将之与人类已知的微生物进行匹配。

这些测试无论多么精准，其目标只是确定存在哪种微生物。测试无法辨别何者重要，又是何者引发疾病。但这一点相当重要，因为许多微生物与我们是偏利共生关系，这些细菌不仅在日常生活中与我们和平相处，而且实际上对我们健康的方方面面都有积极贡献。我曾与来自卡迪夫大学的一个优秀团队合作研究人类免疫系统之强大，600万年来，人类的免疫系统会依据自身所受到的不同类型的感染，采取不同的应对策略。我们检测了超过 300 种不同的免疫化学物，它们都是人类遭受不同类型的感染时身体产生的物质。而后，我们利用经济学和人工智能等领域发展出的一些技术，来预测作为一个整体的人体究竟是在对何种微生物做出反应。

利用从经济学体系和人类免疫系统两个不同领域发现的尖端信息分析技术，我们如今获得了新的感染诊断检测方法，[9]此时距我遇见克里斯托弗已经过去 10 年了。如果可以穿越时空，我或许能回答克里斯托弗的父母提出的那个问题："到底是什么导致他生病？"我或许能告诉克里斯托弗的妈妈，他体内存在哪些微生物，还能告诉她究竟是哪些微生物要了她儿子的命。我能把克里斯托弗的故事讲得清楚些。

5 岁的萨姆被送进医院时，身上穿着一件亮绿色 T 恤，胸前印有一只恐龙。她妈妈告诉我们，萨姆对恐龙非常着迷，他们不得不经常带她去一家提供蜡笔和史前题材填色书的餐厅吃饭。自前天去这家餐厅吃饭后，萨姆开始腹泻。萨姆的妈妈留意到她排出的粪便里有一条条鲜红的血印，于是将她带到医院。这么做是正确的：12 小时后，萨姆出现严重肾衰竭，严重到必须要做透析。

萨姆很可能是因为吃了鸡肉而感染的。[10]造成这种类型感染的细菌没有吸收革兰氏染色剂，所以我们知道这不是革兰氏阳性感染。而革兰氏阴性感染细菌的细胞壁则可使人体产生复杂的免疫反应，且反应会随着感染的加重变得愈加强烈。萨姆所感染的这种革兰氏阴性细菌被称作

"大肠杆菌O157"（这是一种特别危险的大肠杆菌子类）。人们有时能在家禽制品中发现这种可怕的微生物，它进入人体后会触发一系列强烈的生理和化学反应，如不能得到有效控制，触发将不断强化和扩增，造成肾衰竭、心脏衰竭、肺漏气、器官表面大出血，最终病人以超乎寻常的速度死去。这就是滚雪球的开始，不过数小时，萨姆就从一个热爱恐龙的爱笑小姑娘变成了命悬一线的危重患者。我们遇见的每一种病菌都会引发以上反应，而阻止反应的唯一变量就是发生宿主反应的病人本身。

人体的免疫系统有一系列的反馈循环，就好比屋子里的恒温器，通常这些循环会让免疫反应的"温度"恰到好处，足以杀死和抑制细菌，阻止它们继续回来侵害人体。但并不总会如此。如果恒温器的温度被设置成"凉爽"，那细菌就能迅速增长，感染便会恶化。这种情况一般发生在，比如病人被注射类固醇等强劲的药剂之后，此类药剂会抑制免疫系统，由此控制类风湿性关节炎这样的疾病。类似地，如果温度被设置成"炎热"，病人会出现多器官衰竭，这并非直接由细菌引起，而是由人体出现的免疫反应引发。在萨姆的病情中，由于大肠杆菌O157释放出格外强劲的信号，她的免疫系统变得太热。我们仍未充分理解这种现象发生的原因，但我们知道的是，有些人的免疫系统天生就"热"一些，而有些人的天生就"冷"一些。[11]

2001 年，划时代的人类基因组计划绘制了人类基因组的所有基因。但早在那之前，我们就已经清楚认识到，人体内任何微小的基因变异都能彻底改变患病风险和患病后果。这一点在囊性纤维病变[1]的情况中表现得特别明显。遗传密码中的一个小小拼写错误就可能引发极严重的绝症。囊性纤维病变这个例子中的"拼写错误"就导致囊性纤维病变患者的平均预期寿命只有 40 岁。多亏了治疗方式和器官移植技术的发展，我最近一次接诊的患有这种可怕疾病的患者，是一位坚强的、鼓舞人心而又独立的 45 岁女性，她在接受了成功的肺移植手术后过上了健康的生活。

在这种戏剧性的基因掷骰游戏中，更多的是例外，而非规律。一般来说，人们以概率而非确定性来描述基因变异导致的不同水平的风险和后果。举个例子，具有 BRCA1 基因变异的女性，其一生中罹患乳腺癌的风险会增加一倍，但其实，具有 BRCA1 基因变异的女性中约有一半不会发展为乳腺癌。[12]

我们已经逐渐明确了基因影响感染的各种方式。首先，罹患某些特定的感染性疾病之风险，的确与明显的基

---

[1] 囊性纤维病变（cystic fibrosis）由基因缺陷所致，它会导致细胞膜对部分离子（比如钠离子）的通透性降低，进而造成黏液分泌过多，而这些黏液不能自由流出呼吸管，造成肺部一再感染，肠道难以吸收营养。

因变异有关联。最能佐证这一观点的例子就是，对拥有相对无害的镰状细胞特性的病人来说，罹患疟疾的风险会降低。而镰状细胞疾病会引发严重的健康问题。西非人口中有 25% 都具有镰状细胞特性，其中只有一半的人会因为基因缺陷而发病，所以，这种特性在几乎不引起症状的同时，大大减少了单细胞生物疟原虫进入人体红细胞并引发疟疾的概率。这个例子很清楚地告诉我们，若从人类进化的角度来看，一种从最严格意义上来讲的"疾病"，也可能是一种适应性的或有所助益的变化。镰状细胞特性的缺陷完全被其减少疟疾感染率的优势所覆盖。

这些适应性仅在特定情况下发生。故此，在疟疾低发地区，比如西欧，镰状细胞特性的相对优势就消失了，剩下的只有它带来的微小劣势。最能说明这种情况发生变化的例子是，来自印度次大陆的人群患糖尿病的概率大大增加。从人类进化史来看，在食物供应不足的情况下保持高血糖的能力其实是一项选择性优势。这是由人体对负责控制血糖的激素——胰岛素——产生抵抗而实现的。如今，胰岛素抵抗是造成 2 型糖尿病发病的主要原因。人种学意义上的印度人，其胰岛素抵抗是全球人群平均水平的 5 倍，由此导致大量人口因患糖尿病而受苦甚至死亡。基因同样影响人们感染常见细菌性疾病的概率，例如克里斯托弗所感染的肺炎。

不同人患上感染性疾病的风险差异很重要，但不同个体对疾病产生反应的差异更值得我们关注。人们对侵入人体的外来微生物的反应截然不同。在美国研究人员2014年进行的一系列充满勇气的实验中，研究者在缜密的医学监督下向健康的志愿者注射革兰氏阴性细菌细胞壁的主要成分——脂多糖。[13] 多数志愿者未显现出不良反应，仅发了低烧。但有些志愿者感觉非常不适，症状类似于重感冒。然而，还有少数志愿者显现出早期败血症的迹象。萨姆在食物中毒后患上的严重疾病，可能正是这种变化的例证：尽管病菌本身会引发人体的强烈免疫信号，但很可能是萨姆的遗传倾向与细菌病原共同作用，导致她命悬一线。

如果任由微生物留存在研究对象体内不做检查，那些感到不适的志愿者就会因自身对感染的强烈免疫反应而走向死亡。这项研究相当重要，因为它告诉我们如何对高危病人实施有效治疗。它的另一个重要之处体现在临床研究方面，它让新兴疗法在那些最可能从中获益的人身上进行测试。不幸的是，对某些极具前景的新型药物治疗来说，这种实验已经来迟了。许多研究因缺少精准医学来帮助定位最可能受益的人群，而中途难产。对大多数病患（包括克里斯托弗和萨姆）来说，最后只剩一种药物能救他们的命，那就是抗生素。

1928 年，科学家亚历山大·弗莱明从苏格兰老家度假回来，回到他位于伦敦圣玛丽医院的实验室。几周前，他走得有些急，如今当他打开实验室厚重的木门，映入眼帘的是一个不算整洁的房间，里面放满了各种各样为他的研究培植细菌的培养皿。这或许是历史上最有用处的杂乱无章。[14] 弗莱明检查了一组普通皮肤类细菌金黄色葡萄球菌，他留意到一种叫作青霉菌的环境霉菌污染了这组样本。从严格意义来说，这是一次失误，但这个失误非但没有毁掉他这一系列实验，反而永久改变了医学界。在霉菌周围，似乎存在一堵围墙，在这片干净区域，金黄色葡萄球菌无法滋生。霉菌能够阻止细菌生长，这一发现促使世界上第一例抗生素的诞生，人们不久后称它为青霉素。在接下来的 90 年里，一次偶然的失误将在全球范围内拯救约 2 亿人的生命。[15]

医学很少会快步前进，一直到 14 年后的 1942 年，纽约一位 33 岁护士安妮·米勒才成为第一位接受青霉素这种新药治疗的病人。[16] 当时她住进了纽黑文一家医院，被链球菌感染，已经生命垂危，而克里斯托弗也是被这种链球菌感染的。安妮感染这种细菌是因为一次流产，但幸亏默克公司（一家致力于大规模生产试验性药物的制药公司）给她注射了 5.5 克的青霉素，安妮活了下来。首次注射青霉素的 24 小时内，安妮的情况迅速改善，感染减退；在之后的人生中，她骄傲地成为 3 个孩子的母亲。安妮于 1999 年逝世，享年 90 岁。青霉素的临床应用之所以推迟，主要是因为从小规模研究产品到稳定应用于整个医疗行业供应链的药品，其中存在转变的复杂性。这一质变需要弗莱明、霍华德·弗洛里（牛津大学病理学教授）及其同事恩斯特·鲍里斯·钱恩（德裔生物化学家）三人的才能，他们的协作将弗莱明的一次失误转变为一种切实的治疗方式，造福全人类。

在弗莱明完成突破性发现约 90 年后，这种药物仍然是针对细菌感染的日常性治疗的首选。我们现在拥有 15 种不同类型的抗生素，它们有 5 种攻击微生物的方式。许多抗生素会摧毁微生物强劲的细胞外壁；另一些抗生素则能直接终止微生物的繁殖。一些能操纵每个微生物细胞内部的DNA 运行机制，或者干扰蛋白质生产中的最后几步；还有一些可以摧毁微生物内部协调和执行基本进程的复杂的膜结构。

和大多数街头斗殴差不多，有攻击便有强硬的回击。细菌找到了让抗生素里的物质灭活、被摧毁或避免与之接触的巧妙方法。细菌每 4 分钟便能繁殖一次，由此能迅速积累随机的基因突变。其中一些偶然的突变能使抗生素失效。不出意料，这些突变了的细菌更容易在抗生素的打击中幸存下来，并将耐药基因传给下一代。这些基因甚至能

重症监护室的故事

直接通过名为质粒的蛋白质包装的运动，传递给其他缺乏这种耐药性的细菌。[17]

耐药性的发展对病人个体来说是件麻烦事。病人在接受抗生素注射后，病情起初会有所改善，但在微生物产生耐药性后，同样的抗生素就不再有效，病情便会进一步恶化。这种耐药性对某些特定的人群或某些特定的地理区域来说问题更大。耐药性并不是新鲜事，但在过去 30 年中，由于人类发现的新型抗生素种类有限，情况就变得复杂了。事实上，近期人类新近发明的抗生素仅有一种：泰斯巴汀。[18]人们将泰斯巴汀的发明视为重大突破，但它仅能作用于微生物的细胞壁，这与现存的一些抗生素的作用原理差不多，虽说泰斯巴汀的确运用一套不同的机制，即阻止细胞脂肪的产生。

制药厂的研发速度赶不上微生物耐药性发展的速度。大制药厂在对抗小小细菌的战役中节节败退。不仅是结核病菌，而且有引起血液感染的最常见细菌——大肠杆菌（感染萨姆的细菌），它们对所有既存抗生素都产生了耐药性。世界卫生组织强调，抗生素耐药性已是对世界安全的最紧迫威胁，[19]全球范围内有许多人提出倡议，支持新型抗生素的研发。[20]这项工作缓慢、昂贵且容易引起人们虚幻的期待。而且，临床上对严重感染进行短暂、快速治疗的需求，给制药公司带来了艰巨的财务挑战，制药公司需要赚回药物研发的巨额成本。你或者病愈，无须花钱购买多余的药物；或者病死。研发治疗类风湿性关节炎等常见终生疾病的药物，其盈利模式可被简单仿效，但研发治愈罕见细菌感染的有效治疗方法，从财务回报上来看并不具有吸引力。当然，人们不会想回到抗生素诞生之前的时代，那个时候除了时间、希望或死亡，病人不可能期待其他有效的治疗方法。所以，我们现在需要的是全球合作，需要中央政府提供科研资助，用以研发新型抗生素，而且政府应与制药业保持密切联系。

我们在重症监护室里与致命性疾病作斗争，抗生素是我们最常使用的药物之一。抗生素耐药性这个概念值得每个人重视，因为面对一名因严重感染而出现数个器官衰竭的病危患者时，除了使用最强劲、最广谱的抗生素来有效杀死各种各样的细菌之外，我们没有太多选择。医学文献支持在患者患病早期使用这些强有力的抗生素，有结果表明，哪怕注射仅仅晚一个小时，病人的死亡率也可能会上升近 8%。[21] 严重感染的死亡率本就高达 20%，没人希望在这个数值上再增加额外的风险。

这些研究并不完美，有些人还会质疑在体质本已很差的病人身上施用这般能把细菌击成碎片的强劲抗生素，或许会对病人本身造成有害影响。我们知道，一般是病人自身的免疫反应而非病原体本身导致器官衰竭和死亡。所以

　　　　　　　　　　　　　　重症监护室的故事

可以想见，这些药剂通过释放微生物碎片增强了这种免疫激活作用，可能由此对人体造成伤害。尽管有上述理论关切，国际指南仍提倡在严重感染者患病的早期阶段进行抗生素注射，以及早期的"源头控制"，即尽快消除感染源。这无疑是正确的。[22]

　　五天前奄奄一息走进重症监护室大门的萨姆，如今已是截然不同的模样。医生注射进她血管的强劲抗生素有效地遏制了她的感染。她的身体对大肠杆菌产生了强烈的反应，但这一次的确起了效果。我们逐渐减轻了帮助萨姆心脏收缩的药物用量，直至最后完全停药。几日来，萨姆床边的血液透析仪一直帮她维持清醒状态，如今也已关闭。萨姆的妈妈从未料到，自己看到女儿排出新鲜尿液会如此充满感激，当她在萨姆的导尿袋里看到尿液时就知道女儿的肾脏已经恢复正常。重症监护在正确的时间为萨姆做出了正确的诊断，并为她提供了正确的药物，也给了她恢复身体的时间。因为重症监护，萨姆有机会从一个小女孩长成一个大姑娘。当她跟我们挥手告别时，仍穿着五天前吸引我注意的那件恐龙 T 恤。我们与萨姆永不会再相见，这是最好不过的事情。

　　克里斯托弗的故事则不幸走向另一种结局。患病三周后，他被空运回英国接受治疗，已失去意识，仅靠呼吸机维持生命。此时，透过他的肺部进入血液的氧气量非常少，我们只能给他装上一个能帮助他一分钟呼吸超过300次的机器。这台机器所借助的氧气输送方法不是人类正常呼吸所能达到的，有点像是狗在喘气。克里斯托弗最初注射的抗生素本该有效杀死在非洲侵入他肺部的那些细菌，但事实上他正走向死亡。他体内的肺炎链球菌是一种古老的细菌，其存在的历史比人类历史还要长，但克里斯托弗奄奄一息并非由于肺炎链球菌在其体内产生的直接作用。致命的是最初感染数周后他的身体对细菌的反应。他的身体正在杀死他，不幸的是，面对这一情况，我们爱莫能助。

我还记得克里斯托弗在重症监护室里度过他18岁生日的那天。烛光跳跃，气球飘荡，克里斯托弗周边摆满了记录他生命中美好时刻的照片，但他变得越来越瘦弱。几周前，在镇静剂减量后，他逐渐恢复了意识。现在，在越来越短的意识清醒间隙，他会问他妈妈："我还能做些什么？"在非洲之巅的阴影下咳嗽了12周后，克里斯托弗去世了，他的家人轮流握着他的手。他死于败血症。即便用尽我们现有的最佳治疗方法，在患有这般严重败血症的病人中，也有五分之一活不下来。

10年后，我去克里斯托弗家探望他的家人。那缕红色羊毛仍然系在他爸爸的车顶上。关于危重病症死亡给病人家属带来的冲击，我们会在本书后面的章节里详细讨论。

现在，我想说的是我永远不会忘记克里斯托弗这个病例，在他过世后的数月甚至数年时间里，当我再次遇到重度感染的病人时，他还是会出现在我的思绪中。这让我有了一种紧迫感：面对感染病例，我必须尽早且积极实施治疗。

某次我从法国休假回来，上班第一天就遇到了25岁的卡特琳，她正身陷险境。卡特琳的父母向我描述时说他们的女儿一直都非常健康，不过偶尔会长湿疹或唇疱疹。一周前，她发烧了，呼吸困难，且开始咳痰。在那个阴云密布的周一早晨，当我看到卡特琳时，她的肺部和肾部都已衰竭，靠生命维持器勉强支撑。医生告诉她的父母，她可能坚持不了多久。尽管卡特琳已经接受了最强劲的抗生素注射，但她的肺部状况并未好转，而是不断恶化。这种情况不太对劲。为什么对萨姆有用的治疗方式对卡特琳却毫无用处呢？

医学界人士都钟爱"奥卡姆剃刀原理"，它最初由圣方济各会修士奥卡姆的威廉提出。[23] 这条原理指出，一个问题最简明扼要的答案往往就是正确答案。为什么卡特琳在接受了针对其感染状况的治疗后仍未好转？简单的答案可能是卡特琳压根就没有被感染。但若如此，为何她的身体表现得好像她的确被感染了呢？

许多情况会引发疑似感染症状，但病因并非感染。如果你遭遇了一次严重的车祸，24 小时内你的心跳将加快，体温将上升，以往用以诊断感染与否的血液标记物将被激活。这一"急性期反应"与严重感染症状雷同。识别症状是不是由于感染而出现，关键在于从病人的经历中获取信息。至于卡特琳，我们向她的家人仔细询问了她的经历，查询了她的各项检测结果，检查了她身体的每一个部分。

人们参观重症监护室时，常常惊叹于其复杂程度。里面满是发出哔哔声的设备、大量药物滴注设备和专业监护仪，真是个令人畏惧的地方。但真实的情况与此有几分差异。没错，技术的确很重要，但重症监护所提供的最重要的要素比这些简单得多，那就是时间。整个团队耗费大量时间，努力帮助一小群最需要帮助的人。我们需要时间了解病人的经历，需要时间查询病人所做的几十项检测中的每一项，需要时间检查病人体内体外的每一处细节。我们还要给予病人时间，通过使用各种机器，让他们的身体有自愈的可能。伏尔泰说过，"医术之匠艺在于病人欢欣而疾病自愈"。确实如此，即便在复杂如重症监护室的地方，这一点也适用。

卡特琳的家人告诉我们，她经常生唇疱疹，发病期通常很长。长唇疱疹时她会觉得疲乏，但奇怪的是家里其他人从没长过。另外，我们留意到她咳出来的痰是带血的，她排出的尿液也是。尽管她的感染血液标记物含量较高，但若真是严重感染的情况，其含量应该更高。我们不断尝试从她的血液、尿液和痰液里分离出病菌，但一无所获。于是我们开始思考，这是一种"伪装"感染的情形——队伍里出现了叛徒。

在许多不同的情形中，免疫过程其实非常相似。人体并不会朝外来病原体猛烈攻击，相反，它有时会发展出自身免疫力，并且攻击完全健康的组织。这种自身免疫性疾病有几种不同的类型，通常一起出现在同一个病人身上。湿疹、枯草热、哮喘、糖尿病和白癜风是十分常见的自身免疫性疾病，无数人被这些问题困扰。当然还存在一些严重的自身免疫性疾病，其中一个子类叫作脉管炎，输送免疫细胞的血管错误地成为免疫系统狂热攻击的目标。血管遍布人体，于是这种疾病能模拟出不同疾病的症状，从中风到心脏病发作都有可能。它也可以模拟感染，导致肺部和肾脏衰竭，这就是卡特琳目前的状况。

卡特琳在重症监护室里躺着的每一天里，在她床边焦急等待的家人都会看到各种不同的新面孔。他们很快就和护士们熟悉了，努力去记住每一位专业人士的名字，例如理疗师、营养师、职业诊疗师和语言矫治专家。卡特琳入住三天后，为她做过诊治的医生人数已经超过了她整个家族的人数。重症监护的核心是重症监护室医生的角色，他是这支复杂的、人员不断变化的"医疗管弦乐队"的指挥，重症监护室医生的工作是艰难的，还要组织其他专业人员——不仅包括医生——参与抢救，而这将影响病人的存活。

会诊专家组在诊治病危患者时也起到重要作用。这些人是各自专业领域内的行家，不管是心脏病学还是神经学；在制订统筹治疗计划时，我们会询问这些专家的意见。至于卡特琳这种情形，我们请求纳什医生予以帮助，他是一位风湿病专家，在治疗自身免疫性疾病方面颇有经验。风湿病专家以其极强的临床敏锐度闻名（当然还有他们令病人愉悦的治疗态度和探究本性），他们所擅长处理的疾病几乎触及人体的每一个要素。面对重症监护室里这些神秘又稀奇古怪的疾病，诊断和治疗都必须极有效率，纳什医生正是我们需要求助的对象。在为卡特琳看完诊后，纳什医生穿着标志性的粗花呢夹克，戴着黑色太阳镜，极仔细地审阅了一遍病人的病历，核查了我们给她做过的各项检测的结果。纳什的眼睛里闪着光，他同意我们的推测。卡特琳患的不是感染，而是一种会让免疫系统自我攻击的疾病。口腔溃疡、咯血（咳血）和肾衰竭同时发生，表明卡特琳得的是贝赫切特综合征，这种病会导致血管发炎。重症监护室里的机器维持卡特琳的生命，给我们争取了治疗她的时间，让我们弄明白她的病史。

然而，为什么人类的免疫系统会自我攻击呢？这是过去几百年间研究者们一直在探究的关键问题。德国免疫学家、诺贝尔奖得主保罗·埃尔利希创造了"恐怖的自体毒性"这一术语，或曰自体毒性之恐怖，来描述身体产生的这种免疫性自我毁灭。[24] 尽管目前我们仍未得到清楚的答案，但也发现了影响这一过程的一些线索。最值得留意的是，免疫学家戴维·斯特罗恩于 1989 年提出了他的"卫生假说"，这一假说随后在应用研究中成为一条指导原则。[25] 该假设指出，在人类 600 万年的进化过程中，免疫系统的发展是最伟大的成就之一。免疫系统对我们作为一个物种幸存下来至关重要，也让我们能与地球上的其他生命共存。我们不仅与其他数百万种生命形式比邻而居，而且欣然接受了生活在我们皮肤上和体内的一整套微生物生态系统。对绝大多数当代人来说，抵御寄生虫、蠕虫、细菌和病毒等引起的感染所发动的日常袭击是至关重要的。自 1 万年前的首次农业革命后，智人的生活发生了改变。我们不再逐水草而居，而是生活在固定的、更卫生的社区中。我们摄入的谷物变多了，不怎么食用受感染的动物残肢。时至今日，这种"进步"依然很重要，因为与动物的接触较少，而且每日用杀菌物质勤洗手、洗衣，我们的居所相对而言是无菌的庇护所。

现如今，我们的免疫系统厌烦了这种情况。由于从我们出生一直到成年，免疫系统从未经受过历练，现在一遇到状况，它没把自己的威力指向外部威胁者，而是开始攻击自身。有时，这种自毁不过是导致皮肤发干或鼻子发痒；但在一些病例中，若病人不接受重症监护治疗，它可能会引发死亡。

有时，医学也无能为力。尽管克里斯托弗能够获得由弗莱明发明的抗生素的治疗，还有重症监护室全力支持，但他还是不幸病逝了。我希望能找到一个很简单的原因，来解释这一切。强劲的细菌，再加上克里斯托弗的免疫系统（即便用尽我们可提供的最好治疗手段也无济于事），两者形成了致命的结合。萨姆的情况则相反，她急剧的衰竭与恢复可以追溯至我们现有的认知，关于不同的感染亚型，关于对这些生物产生个体免疫反应之基础的人类基因蓝图。萨姆是幸运的，她的免疫反应刚刚好，也多亏了尽早且有效的诊疗，她活了下来。

至于卡特琳，解开她病情之谜的关键恰恰是不把感染视作问题的源头，并基于此诊断和治疗。正确的诊断不仅能让医生实施正确的治疗方法，也能撤回错误的治疗方法，及时止损。在与风湿病专家们讨论过后，我们充满信心地停止给卡特琳注射抗生素，并下了猛药，让她的免疫系统回归正轨，这如同一个雪崩防护罩，防止她免疫系统的雪球越滚越大。在注射了类固醇药物甲泼尼龙24小时后，我们又给她注射了一种叫作利妥昔单抗的策划药，这种类型的药是由科学家们经过艰辛的成分分析和蛋白质塑模后人工合成的。策划药一般被制作成恰好的尺寸和合适的形状，可以进入细胞表面的小细缝或感受器，激活或是屏蔽其运转。就卡特琳的情况而言，药物阻止了她的免疫细胞制造引发她疾病的抗体。她的病情逐渐改善。她的肺不再需要那么多氧气了，她的肾也开始产生尿液，她的唇疱疹逐渐好转。我们利用现代制药科技，结合人类长达 600 万年进化形成的敏锐，让卡特琳的免疫系统冷却下来。不出 7 天，卡特琳就出院与家人团聚了。而这就是我热爱这份工作的原因。

第三章 皮肤与骨骼

当生命的脚手架受损

　　以医学为职业有一个吸引人的地方，就是医生能够在世界各地将自己的技艺运用于任何需要的地方。我有幸与家人去往澳大利亚西部的美丽城市珀斯，在一所全世界最繁忙的创伤医院里工作了整整一年。那段奇遇始于一次长达24小时的飞机航行，途中我百般取悦我那18个月大的女儿，她精力充沛，扭个不停。由此获得的奖励，是在一座阳光充沛的城市里生活，它坐落在天鹅河畔，河水幽蓝。那真是美好的一年。

　　在那架飞机的轮子触碰到澳大利亚滚烫的柏油碎石路面12个月后，我们回家了。我时常问自己为什么回来，我在珀斯收入更高，工作时间更短，从事感兴趣的医学专业，那里景色优美，风和日丽。答案显而易见，我们回家的原因，跟罗布的爸爸于皇家珀斯医院外沉默地在车里坐了一个小时的原因一样。我是在珀斯工作期间遇到罗布的爸爸的。我们回家是为了离家人更近，罗布的爸爸也急切地想做到这一点。但他尚未做到，也做不到。时候未到。

一个小时前，宁静的天鹅河以南，清寂郊区的某栋木屋中传出爆炸声，那声音一定震耳欲聋。随着声波回荡，木屋的屋顶被掀翻，仿若一块陈年水泡的表皮。这场爆炸带来的损失高达 20 万英镑。人们看到一个刚学会走路的孩子跑过散布着碎片的、烧焦了的草坪，在他身后是他 4 岁大的姐姐。屋内的 5 个成年人均受伤，伤得最重的是罗布。在澳大利亚紧急救援服务的营救鸣笛声中，罗布躺在地上，毫无知觉，呼吸急促，面部、胳膊和背部严重烧伤。罗布试图在他的简易实验室里制造一种江湖人称冰毒的毒品，而此时，冰也正是他的伤口所需要的东西。这是有史以来最严重的冰毒实验室爆炸事件之一。

值得庆幸的是，在平民医疗机构中，我们极少会看到爆炸后发生的伤害。我曾在皇家空军与美国军人一道接受训练，在那儿学到的东西让我明白接下来会发生什么。爆炸性损伤大体可以分为三阶段。初始伤害是由高能量爆炸产生的冲击波造成的。这股力量在整个空间内传送，能够影响内含空气和液体的人体部位。其可能导致的伤害包括肠、肺、眼球和鼓膜破裂，单单是这种无形但致命的力量就很容易致人死亡。二次伤害是由冲击波携带的飞行物品造成的。由于动量＝质量 × 速度，即便最平常的物品也可能转变为致命武器。一把椅子、一张桌子、一部手机甚至某人的断肢，当这些东西以每小时 300 英里的速度撞击你的头部时，会造成巨大的伤害。最后，当你的身体被冲击波甩到附近的静止物体上时，便会造成第三次伤害。

在我的重症监护室里，一年中就诊的病人数量有规律地起起落落，我早已习惯了这一点。当秋树开始生出白霜，我会遇到流感病人；6 个月后，我又着手救助炎热暑月里游泳溺水的病人。这些故事循环往复，但对于身处其中的家庭来说，这些经历都是个人化的、不可预测的悲剧，是"黑天鹅事件"。这个术语描述的是一些异常事件，比如"9·11"恐怖袭击，甚或"英国脱欧"带来的全球影响。"黑天鹅事件"在词源学上可以追溯至 16 世纪，当时人们认为所有天鹅都是白色的，直到 1697 年威廉·德·弗拉明的远征队在澳大利亚西部天鹅河流域发现了黑天鹅，而天鹅河畔正是如今罗布居住的地方。威廉在探索该区域时描述称，发现了一种大型水禽，全身长满黑色的羽毛，有着鲜红色的喙。它后来被称为黑天鹅。2007 年，黎巴嫩裔美国作者纳西姆·尼古拉斯·塔勒布在其著作《黑天鹅》中借用了这个称呼，来描述那些带来广泛而极具变革性影响的意外事件。塔勒布坚称，人类并不善于预测未来，出人意料的事件由此发生，并急剧改变我们的生活。从总体上来看，任何一个特定的黑天鹅事件发生的概率都非常低，但是就像预测是否要接受重症监护治疗一样，其在某一时刻内发生的概率是很高的。

2002年10月12日就发生了这样一次事件。在印度尼西亚巴厘岛的库塔海滩，一次恐怖主义炸弹袭击造成202人遇难，209人受伤。悲剧发生几小时后，严重烧伤的幸存者就被运抵皇家珀斯医院，这是离遭袭地点最近的医疗机构。医院总共收治了28名病人，其中许多人都受惠于由顶尖外科医生菲奥娜·伍德研发的突破性皮肤喷涂技术。[1]这一黑天鹅事件令皇家珀斯医院成为顶级烧伤救治中心，在这里，罗布有极大的概率能存活下来。

罗布被送到急诊部时，一股沙滩烧烤般的肉焦味在我喉咙里弥久不散。看到这么严重的面部烧伤，我们首先担心的是灼伤几分钟或几小时后会出现的肿胀。我们可以通过许多迹象来识别病人的呼吸道是否被过热的气体损伤。病人的声音发生了改变，咳出炭黑色的痰，或是鼻毛烧焦，这些都是令人担忧的信号。除非病人的呼吸道尽早接受防护，不然急性严重肿胀会在灼伤发生几分钟后就让他无法呼吸。若未能及时接受治疗，唯一能打开病人呼吸道、让他不至于窒息而死的方式就只有从颈部前方切开。每个重症监护室医生最可怕的噩梦就是在这种情形下做急救手术，床边只有一把解剖刀和一根塑料管作为工具。本需要一个小时做完的精细手术，如今要在 120 秒内完成，没有事先警告，也没有任何准备，只有最基础的装备，以及非生即死的结局。

还好罗布并不需要做这个手术，这不禁让我松了口气。我们及时往罗布的口腔注射了麻醉药物，他的呼吸道安全了。我通过喉镜上的弧形金属刀片观察他的声带，这块刀片的作用在于推开嘴部的软组织，同时用其顶端的灯照亮通向声带的路径。我们观察发现，罗布的呼吸道内壁覆满了红红的肿胀组织以及黑色的碳化斑点。尽管我们已经给罗布戴上了呼吸机，但他血液中的氧气含量仍然处于低水平，这十分危险。

当病人被从密闭的火灾现场救出后，包括一氧化碳在内的有毒烟雾可导致其血液处于低氧水平。但我们怀疑，猛烈的爆炸冲击波已经对罗布的肺部造成直接伤害。我们赶紧给他拍了 X 光胸片，结果证实了我们的担忧。他的肺部在片子中呈现亮白色，这是爆炸性损伤的缘故，其肺泡里充满积液。更令人担忧的是，罗布的胸壁内部和肺部表面之间形成了厚厚的空气圈。这一症状是气胸的表现，当木屋的屋顶被掀翻的时候，爆炸导致气体快速膨胀，而罗布的肺内也发生了同样的气体膨胀。极快的增压使肺泡壁破裂，导致空气泄入胸膜腔。爆破孔周围的组织会形成一个临时的单向阀门。我们每让罗布呼吸一次，就有更多的空气流入这个空间。除非解决这一问题，否则胸膜腔的气压会越来越高，最终导致罗布的心脏停止跳动。

我拿起一把手术刀，在罗伯腋窝底部的皮肤上深切一刀，直到看到一节肋软骨的表面。我将手指伸入他肋骨之间的狭小空间，左右推挤，分离肌肉纤维。这块地方我很熟悉。当我的手指从他胸腔内的最后一层中抽回时，一股带血腥气的空气喷薄而出，我知道自己找对了位置。我将手指绕着肋骨的内表面扫过一圈，感觉到罗布柔软的肺随着每次呼吸而扩张、收缩，他的心跳抚动着我的指尖。

一旦威胁罗布生命的首要创伤稳定下来，我们就可以评估其烧伤的程度。经过细致的检查，我们推测其身体的20%被烧伤，大多数为部分烧伤，也有一些是全层烧伤，即皮肤的三个皮层均被烧伤。显然，罗布需要接受外科手术和植皮手术。

皮肤是我们最大也最重要的免疫结构。如果把人体的皮肤摊平，它有两张大餐桌那么大。皮肤上布满各种形式的生命，有超过 1 000 种不同类型的细菌和真菌栖息于皮肤表面，这些微生物的组合和你的指纹一样，是独一无二的。如果用消毒剂擦拭这块栖息地，仅 12 个小时后，你独一无二的"微生物指纹"又会重新产生，仿佛乘时光机器回到了过去一般。[2]

你的皮肤是外部入侵者遭遇的第一道屏障，也是他们需要克服的最艰难的障碍。严重烧伤发生后，由多重耐药生物体引发的严重感染几乎注定会发生。皮肤不仅能阻止入侵者进入人体，也为人体提供基本的构架，使你体内的各个部分各安其位。在严重烧伤发生的几分钟之内，人体内的体液便会发生巨大改变。当自然界最精妙的"防水风衣"不再运作，人体每小时会流失200毫升的体液。不单单是体液，烧伤病人还会流失大量热量。专业的烧伤治疗设备内会维持稍高的环境温度以补偿这些流失的热量，毫无准备者踏入这里，无异于走下刚刚降落在澳大利亚红土中心的飞机。

尽管我们在经精确计算后补充了遗失的体液，但由于这一严重创伤的影响，细胞连接处仍然会出现大量渗漏。这导致整个身体出现浮肿，甚至器官内部也肿了起来。再加上病人的新陈代谢（人体中的化学反应）迅速增强，严重烧伤的病人出现器官衰竭也就不足为奇了。大量肌肉与组织分解，导致人体产生高量肌红蛋白，更是令情况雪上加霜。这些大分子被运输到肾脏后，会滞留在肾脏系统的小孔，导致肾衰竭。

罗布在重症监护室里一动不动地躺着，他爸爸有一场自己的战役要打。这位父亲在得知儿子重伤的消息后，他做了所有家长会做的事情，急匆匆开车赶到医院。在那个有记录以来最炎热夏天的湿热夜晚，他把车停在了距重症监护室几米远的地方。随着车钥匙的转动，车熄了火，他犹豫了。他脑海里浮现出一千种可能出现的情景。在经过20分钟的无所适从后，残酷的现实逐渐明晰。他又拧动车钥匙，汽车引擎散发的热量融入了夏夜。罗布的爸爸开车回家了，在接下来5天里都没有来看自己的儿子。多年后他在接受一家全国性报纸的采访时，说出了那晚的两难处境："你要么就走进去，承担起做父亲的责任；要么就待在外面，做好警察局长。不可能两者兼得。"

在遇到罗布多年之后，我与这对父子重新取得联系。尽管罗布在爆炸受伤后需要做大面积的植皮手术，但好在他的肺部情况很快得以改善，不到一周，他就搬出了重症监护室。数日后，他的父亲在事件发生后第一次拥抱了儿子。两人拥抱时都清楚，往后的道路漫长且险阻。他们的判断是对的。很快，澳大利亚各地报纸的头版都充斥着面露悲哀却保持坚强的警察局长看望他那个罪犯儿子的凄凉形象。

想想你曾犯过的最严重的错误吧。也许是只有你自己知道的事情，有可能是犯法的，不道德的，或仅仅是不公平的。你也许是昨天犯下了错，也可能是50年前。无论这错误有多么不堪，它也不能代表你的整个人生。你不是由你最严重的错误来定义的。我们大多数人运气不错，通常能侥幸逃脱生命中犯下的错误。你上周一边开车一边发手机短信，这并没有导致一场灾难。但对某地的某人来说，灾难确实发生了。对于那个人，人们将永远戴着他犯过错的有色眼镜来看他。但除了这一偶然际遇，那个犯错者和我们余下的人没什么不同。

我曾给不少犯过错的人进行治疗。我为恋童癖者、毒贩、杀人犯、强奸犯和家暴者治过病，也照顾过酒鬼和烟鬼，他们曾毫不节制地戕害自己的身体。我这样做对吗？我们应该把有限的资源、时间和资金用在这些给别人带来悲苦的人身上吗？是的。是的，我们应该如此。

要说清楚这一点，我首先想让大家明白，人们从别处获得的与重症监护室有关的"事实"通常是错误的。在澳大利亚工作时，我记得接诊过一位曾做过心脏移植手术的原住民女士。她酗酒成性。我被告知，她之所以入院，是因为醉酒驾驶出了车祸。这场车祸夺去了她三个孙儿的生命，他们当时就坐在后座上。我记得自己当时很愤怒，给她做心脏移植手术一定耗费了不少资源，她却因为自私的行径使无辜的生命平白消逝。最终，她死于严重受伤，我当时觉得自己受到了欺骗，她竟然不用接受审判就这样死了。

几周后，我在完成与她死亡相关的文件时，得知她入院时血液酒精浓度测试的结果实际上是 0。后来我与她的家人交流，得知她无力负担预防移植心脏排斥反应所需的药物，同时还要独自照顾三个孙儿。实际上，她是在开车时死于心脏病，仅仅因为她买不起抗排斥药。她并没有醉酒驾驶。我们无法为这位女士提供有效的解药或果决的救治，但我们可以给出事实和真相。她的家人十分感激，感谢我们"了解了她的经历"。

即便关于一个病人过往的事实是真的，医疗也并非须通过价值来准许获得的商品。用不予治疗作为惩罚手段，对社会来说是一种谬误，它让我们失去了对人类生命的尊重。医疗不是对人们的选择颐指气使的武器，无论这些选择看起来多么愚蠢。医疗资源的配置应该考虑的是那些影响成功率的要素，而不是对病人人生选择的价值评判。如果社会选择不给老烟枪或酒鬼提供治疗，那它是不是哪天也会选择不治疗肥胖者、内向者、摩托车骑手、冒险运动爱好者或不按正确方式系鞋带的人呢？责任本是条双车道，社会有责任给所有人提供救治，包括那些曾做过糟糕决定的人。

我越是与那些做过糟糕"选择"的人沟通，就越怀疑自由意志所能起到的作用。一生中，我因自己的成就得到掌声和鼓励，但这些成就真的能追溯到仅由我自己做出的选择吗？生于一个不缺买书钱、爱意满满的家庭，生于一个能免费接受教育的国家，生于一个婴儿夭折率低到足以确保我能存活下来的世纪，这些通通不是我的选择。我大脑中的神经传导物质处于平衡状态，使我在能够理解科学的同时不沉溺于毒品或暴力，这也不是我的选择。即便我有能力做出"正确选择"，这些选择也不过是我被给予的一整片机会沙漠中的一粒沙罢了。山姆·哈里斯关于"自由意志幻象"的论断为我这种观点提供了神经科学方面的证据。[3] 磁共振显像研究对大脑中涉及认知的区域进行扫描，现有的证据表明，早在我们察觉"自己"做出决定许久之前，潜意识过程已经做出了决定。[4] 这一研究更加说明我们不应该依据"值不值得"来决定是否治疗一个人，也让我思考究竟是什么引导我选择以医学为职业。

我青少年时许下"长大要当医生"这个天真愿望的过程已经够曲折了，我真的成为一位重症监护室主任医师的道路也同样曲折。成为重症监护室主任医师并非深思熟虑的人生抉择，若不是因为我的职业导师，我如今的道路或许会有很大不同。导师查阅了我的档案，说道："你上面写着希望成为《X档案》里的福克斯·穆德。这是在开玩笑吗？"并不是。大卫·杜楚尼[1] 的那个角色杂糅了科学、逻辑和激情，以及神秘的元素，让观众一看再看。当时的我尚无法察觉，但今时今日在重症监护室里照顾你的母亲、

---

[1] 大卫·杜楚尼（David Duchovny），美国电视剧演员，《X档案》男主角穆德警官的扮演者。

孩子或祖母的过程，无形中让我青少年时的旧梦全都实现了。我在医学研究中遇到的未解之谜让我在医院里夜以继日、年复一年地钻研下去。危重疾病之谜可能意义重大，比如罹患同样疾病的病人，为何有的匆匆病亡，有的劫后余生。各种各样的因素决定了你能否幸存下来，其中就包括你的收入中位数，这一点增加了人们的忧虑，因为不断扩大的社会经济差距甚至对躺在重症监护室病床上的病人的健康也产生了实际影响。在日常工作中，我所遭遇的各种谜团与前述挑战相比要显得小些，但这些谜团依旧促我提升心智，世上最难的数独游戏也不及其万一。

少年时代收到医学院录取通知书时，我记得自己双手颤抖，既是出于激动，也是出于对未来的期盼。那个时刻，与已经历过的考试相比，我对前路上究竟会有多少考试尚浑然不知。20年后，图书馆藏书的气味仍让我忆起本科和研究生时期的一系列考试、无数论文报告、学位论文和令人恐惧的临床测试，经历了这一切后，我才敢称自己为重症监护室主任医师。

有个画面跟拍立得照片一样清晰，我一直记得，那是我第一次在一个真正的医生面前为一个真正的病人做检查。我把听诊器挂在耳朵上的方式明显不对，果然它掉到了地上，我发自内心觉得自己笨拙。随着重症监护领域的技术进步，如今我甚至都用不到听诊器了。但在给我家的新晋成员，一只叫切斯特的狐红色可卡颇公犬做检查时，兽医将听诊器轮流递给我们每一个人，让我们听小狗的心跳。在孩子们真真切切地听到切斯特心脏瓣膜突然关闭产生的"扑通"声后，我再次以错误的方式戴上了听诊器，不禁把家人逗笑了，这让我突然想起19岁那年自己还是医学院学生的那个灰色早晨，我被自己的狼狈弄得直冒冷汗。

20多年来，费时费力的考试和无休无止的实践测评一直是我生活中的常规固定项目。它们以可预测的模式来来去去，如同四季一般，有些轻松愉悦，另一些冰冷艰难。尽管在医学训练的尽头来一次老式的、令人印象深刻的毕业测试在大多数情况下已成往事，但在从学生转变为医生的道路上，考试仍然举足轻重。那些纯粹考察识记内容的考试仍然重要，但要培养出一个好的甚至可靠的医生，仅靠这种考试是不够的。随着医学蹒跚走入机器学习和人工智能的时代，人们倾向于认为，更多的数据、更好的答案是唯一重要的东西。正如黑影是由最亮的光带来的，人工智能也给医学带来了新的难题。有时，在将简单答案汇总为复杂整体之前，我们首先要问对问题。这对重症监护考试至关重要，因为医生可能同时被病床边数百种数据点轰炸——从血液检测到手写笔记，从 X 光片到心电图。孤立评估各项数据，对治疗危重患者来说显然不够；我们需要将这些数据点整合为完整的图景。

病人真正需要的医生，是能够以问正确的问题为开端，将医疗的复杂性完整呈现出来的人。这些年，随着像国际商业机器公司（IBM）的超级计算机沃森这样的机器被研发出来，人类的这种整合能力甚至也能被复制了。[5] 要知道，我的医学训练耗费了公众超过 50 万英镑的资金，那么，社会是该依靠一个无心的机器人来完成医疗操作，还是该依靠一个有**心**的人类医生呢？作为重症监护室医生，我的职责绝不仅仅是简单地做出诊断或制订治疗计划。如果我的工作仅限于这些，那确实可以找个机器人来取代我了。我作为一个人类医生的优势在于，我有能力指挥一个复杂、混乱的人类医疗团队，将所有人的关注点放到独一的人类病人身上。知晓所有答案，不过是问题解决过程的一部分。医院过道上都会挂着绘有杰出的、中产样貌的单个白人男性医生的海报，但这种海报早就**应该**成为历史。我们的海报上应该表现不同族裔的医生组成团队协同工作，性别也应更平衡。这种协同工作的能力，以及与病人、家属和同事沟通交流的人性，（至少目前）让我比沃森更有价值。

在医学训练中纠缠我的无止境的考试，往往关注那些拥有单一确定答案的问题。然而重症监护通常与不确定性打交道，因此考试更应该评估人类医生在没有明确答案的情况下提出和回答问题的能力，即便这种考试比较难以设计。有能力做侵入性治疗与是否应该这样做之间存在差异，对此我们需要学会抱着开放的态度来接受。我**能**做的事并不总是我**该**做的事。医学关乎对病人经历的理解。我目前见过的机器人都不太擅长讲故事，但与我共事的人类医生精于此道。

珀斯那个炎炎夏日过去几年后，我窗外的景色发生了很大的变化。2018 年 3 月的第一天，本该是一个充满希望的春日伊始，但实际上却是一个漫长寒冬的缓慢尾声。就是在那天，我差点离职。

作为重症监护室医生，我所经历的压力与重负通常是彼此对立而又平行的轨迹。我不会因为一个重大的失误或事故就在精神上被击垮。尽管我记得许多病人的经历，但从没有谁的经历会比其他人的更能困扰或激励我。而我那天想要离职的原因，与英国国家自行车队对他们取得成功的归因——边际效益的聚合——恰恰相反。我差点离职，是因为边际损失的聚合。工作中的诸种小事让我近乎崩溃。

2018 年 3 月初，令人恐惧的锋面"东方野兽"袭击整个英国，造成了反季节的天气乱象。3 月的第一个周末，催促紫色郁金香从我的花园土壤中发芽的春季并没有到来，取而代之的是 16 人因极端天气而死，35 年来最大的一次降雪就这样倾倒在准备不足的英国土地上。[6] 这种恶劣天气与重症监护工作最繁忙的时期之一正好重合，许多重症监护室的病人收治数都超过其设计收治量的 150%。[7] 我们这儿只有 26 个床位，但收治了 46 个病人。这个周末十分重要，但排班也很艰难——特别是在下了 4 天大雪后，很多人都被困在家里，只有很少的同事能到岗，更别说忙了一整天的同事能从医院回家了。大家几乎不食不眠，还要面对一大群病人。当我接到一个紧急电话，被告知某个国家的外交官刚抵达我们医院，要把我们这儿一个皮肤已严重感染的病人转到私立医院，边际损失的聚合终于从我内心爆发。我清楚，光是转院过程就足以要了这个病人的命，路上的颠簸可能造成危险的血压变化，而平躺则会减少氧气吸入量，但压力之下，我们只能让病人踏上不归路。当时我太累了，根本无力争辩。我本来那天都不用来上班，只是因为大雪才来帮忙的。我透过医院的窗户看着外面正在堆雪人的小孩，想着我家孩子此刻在干什么。何不直接回家，再也不回头呢？我付出了一切，却总显不够。

　　生活教导我，那些受伤的人往往也最容易伤害别人。但医生兼作家的维克多·弗兰克尔 [1] 向我们指明了一条逃出这个怪圈的秘密路线。从犹太人大屠杀中幸存下来之后，他写道："当我们无法改变局面时，我们面临的挑战便是改

---

[1] 维克多·埃米尔·弗兰克尔（Viktor Emil Frankl, 1905—1997），美国临床心理学家，犹太人大屠杀幸存者，意义治疗的奠基人，代表作有《活出生命的意义》《追求意义的意志》《无意义生活之痛苦》等。

变自己。"[8] 他接着说："在刺激与反应之间存在一个空间。在这个空间里，我们有权选择如何反应。而我们的反应靠的是自身的成长与自由。"用冷静的思考而非发热的头脑来寻找做出反应的精神空间，这可能是件难事，但若做不到这一点，我们很容易就会伤害到自己和他人。

那个大雪纷飞的日子，有什么东西在阻止我，不让我在那天走出医院大门。也许是自由意志，也许是机缘巧合，又或许是注定的、机械论的命运。我们跟安排了转院到私立医院的病人家属沟通，他们对家人关爱备至，明事理，很理性，而且和我一样只想为他们所爱之人尽最大的努力。他们做出转院决定，不是因为不信任我们，而是出于对病人的爱，是父母对离乡万里、生命垂危的孩子的爱。他们感到无助，唯一能做的事情就是尽其可能寻求支持。而当这对父母看清现实后，他们的反应是理智的而非一时冲动，他们同意让孩子留在我们医院，不转去伦敦。

这次谈话结束后，我继续工作了12个小时，没有离开医院。边际损失的聚合令我质疑自己的工作、角色和人生。但当我记起重要的问题时，这些小事又显得无足挂齿了。大事更加重要，直到今天我写下这些文字时仍是如此。

我们该怎样改进重症监护医疗系统呢？唯有如此，我和像我这样的人便不至于想着离开。在医院管理会议介绍最新的改进举措时，我忍不住多喝了几杯速溶咖啡。年轻的毕业生们从艰难的商业世界中一拥而入，他们本意是好的，却谈论着商业管理方法能如何解决处于危机中的医院的困境。[9]他们提出了那些在秩序井然的硅谷工作环境中发展而来的策略，想将其运用到错综复杂的医院急诊部。他们谈论着诸如源自日本战后汽车工业金属手臂的"精益管理"等概念，试着把它套用到流血的手术室里。

我们有选择性地从具有强安全意识的行业中借鉴技术，这的确可以为医学带来帮助。我每日的例行巡房就受益于航空业所创立的机组资源管理理论和核查单。在试图提高手术核查单的效率，从而能够以相同的工作量实施更多的膝关节置换手术时，其他行业的策略可能会有所帮助。但这些行业标准没告诉我们的是，该如何在出人意料的冷酷寒潮期，在凌晨2点，给病人提供重症监护。这些行业标准通常无法独自应对医学的复杂性或变数，以及其中的人性因素。比如，为了达到手术目标，你妈妈要做的那场需要术后重症监护病床的重大手术恰好被安排在了节礼日[1]晚上10点，她可能会因此意乱心烦。

这些安排会使患者和工作人员感到不够人性化。在医疗中处于另一端的任何一个病人都会记得那些最触及痛处

---

[1] 节礼日（Boxing Day），英国特有的一个圣诞期间节日，定于每年12月26日，这一天全英国的商家都用打折吸引顾客。

的时刻：自动售货机是空的，在不舒服的座位上坐了几个小时，名字被读错。对于通过医学触动我们的人性体验，你无法用彩色的电子表格把这些经历解释清楚。

我现在期待的是这样的创新：聚焦于提供更好的体验，而不仅仅是更好的结果。体验、安全和效率可以而且应该共存。当我们把三者组合在一起时，它们相互补充，而非彼此冲突。经营一家医院所需要的策略就应该是这样——专为经营医院构想一套理念，而不是简单地从其他行业借来所谓的规则。医学需要自己培育、设计和发现这些东西。

2016年对格温和她的孩子们来说，将是重要的一年。她很喜欢在当地学校任艺术课老师这份工作。这份工作让她将自己极富感染性的创造力传递给下一代，也让她有时间照看三个孩子，直到他们长大。35岁时，格温和她的丈夫准备开启另一段冒险。某天晚上，两人喝完了一整瓶酒后，聊起威尔士海岸风光的吸引力，以及他们对咖啡的热爱，人生计划就这样直接在桌布上被绘制出来。我遇见格温仅仅一周之前，他们一家打算在美丽的威尔士乡间沿海小路上开一家咖啡店。但因为那次意外，一切都改变了。

最早抵达现场的医护人员看到了令人不安的场景。三辆汽车的金属部件纠缠在一起，初看几乎无法区分，就像人为将三道色彩混合在一起。格温的大女儿跌跌撞撞地离开这团钢球，握住祖母的手，惊魂未定，不住颤抖。"妈咪在哪里？"她看向祖母身后，问道。

事发前，格温坐在婆婆的车上，婆婆正平稳地将车开向车来车往的十字路口。人们至今也没弄清后来具体发生了什么，在这场严重的道路交通碰撞事故后，格温被困在了车里。其他人很快便逃了出来，仅受轻伤，但救援人员花了两个多小时才将格温安全救出。人们将救出的格温放在她的车旁，给她盖上急救毯，她已命悬一线。格温陷入昏迷，主动脉（这是人体最大的血管）破裂，血流不止，而且由于多处肋骨骨折，她无法呼吸。

格温先被就近送到一家乡村小医院，随后一架急救直升机降落在这家医院旁边泥泞的地上，直升机医生欧文·麦金泰尔和重症特护医生克里斯·肖负责将格温安全转移到当地的创伤中心。这支直升机队伍行动迅速、动作轻柔，仿佛是一支处理进站加油的一级方程式赛车队，但他们面对的情况比香槟喷出酒瓶要更紧急。他们凭借自己的专业训练、常规的模拟实战和标准的操作流程，救了格温一命。麦金泰尔医生仅靠自己的手指和一把手术刀就排出了格温肺部周围的积血。团队其他人此时准备好了相应的设备，为她接上了生命维持器。与此同时，他们将一个大针头深扎进格温的肩骨深处，向她体内输送血液和凝血物质，由于她身体冰冷且伤得很重，其他部位的血管十分脆弱，难以下针。输血和凝血物质经过格温的骨髓血管，让她不至于失血过多而死。就算格温现在仍躺在路边也不妨碍这支团队进行救援，无论哪里有需求，这支直升机团队都会飞往事发地、停在停机坪上提供先进的救援，哪怕是遇到威尔士可怕的天气，防水布一遮，他们就可以开始工作。

作为裸猿，我们评估风险的能力非常差劲。我们容易对千里之外的奇闻产生过度反应，比如数百万英里之外一名冲浪者被鲨鱼袭击的故事，继而担心自己在假日游泳时会发生同样的事情。其实我们更应该担心开车从家去往机场的途中可能发生的危险。

全球每天有超过 3 000 人死于道路交通碰撞事故，也就是说，每年约 130 万人。[10] 至于交通事故幸存者，其中有 5 000 万人肢体残疾。道路创伤很大程度上是年轻人的麻烦，在 15～30 岁的人群中，它是主要死因。西方国家在道路安全方面正稳步改善，但低收入和中等收入国家很难说，虽然这些国家的汽车保有量仅占全球总量的一半，但道路交通事故死亡人数占全球的 90% 以上。[11]

格温能活着抵达医院，对于这个事实，我们可以追溯至英国的滑翔机行业。18 世纪时，英国工程师乔治·凯莱设计出第一款安全带，将驾驶员固定在滑翔机内。尽管早在 1885 年，纽约的出租车就已经开始使用首个获得专利保护的安全带来保障乘客安全，但直到 20 世纪 50 年代，沃尔沃公司才引入今天仍在使用的三点式安全带。这改变了我们今天在重症监护室里看到的交通事故伤害范围，严重的头部伤害变成主要是胸部、腹部和骨骼创伤。系上安全带这个简单的行为会使你死于车祸的概率降低一半以上。安全带真的有效，请一定要系上它，每次都系。

格温所接受的输血，在历史深处也能找到其源头。许多医学进步源于战争的恐怖。输血服务的变革就是第一次世界大战中最重大的医学成果之一。[12] 在 1913 年之前，人类仅能实现个人对个人的常规输血。而"一战"中有数百万士兵死于严重失血，这加速了使用化学助剂实现血液贮存的相关研究。人们留意到，源自水果的柠檬酸盐能有效阻止血液凝结，日后才发现这是由于它会与凝血所需的钙相结合。贮存液态血液的能力让人类建立起第一个血库，并有能力针对大规模失血的情况制订前瞻性应对方案。

当格温躺在空客 EC-145 直升机上时，急救团队留意到她不曾移动过自己的腿。事故发生三小时后，格温已经远离车流滚滚的街道，她的丈夫坐在重症监护室里，相对平静地问了我一个艰难的问题。格温在手术室里接受手术，医生们在修复她破裂的肠部，稳定她严重损伤的脊椎。她之所以不曾移动过腿，是因为脊椎多处骨折导致她的脊髓受损。脊椎骨折是医生治疗严重创伤患者时会遇到的主要问题。脊髓从你的大脑底部一直延伸到臀部上方，顺着背部中间向下延伸大约半米。这一光滑的绳状构造内包含几千亿个神经细胞，全部储存于一个差不多只有你小手指那么宽的空间里。脊髓对生命至关重要，因此才会有坚硬的骨头完全包裹住它，保护其免受破坏。从许多方面来看，脊椎骨都可视作生命的脚手架。但当脊椎本身破裂时，骨头碎片就从保护性的构造变为一种致命武器。

格温脊髓的创伤正好发生在负责发出号令控制腿部的部分。我将格温目前的情况告诉了她的丈夫，有那么一刻，他陷入了死寂般的沉默。他的目光从地板转向我的眼睛，旋即问了一个我这一生所遇过的最艰难的问题之一："我该怎么和孩子们说？"我不知如何回答。

解疑释惑向来是我工作中的一个基本内容。"他能活下来吗？""我要留下来守着他过夜吗？"以及"她还能和以前一样健康吗？"在全球任何一个重症监护室里，每一天每一刻都有深爱着病人的家属发出这些恳切的询问。无论是在哪儿，无论用何种语言，回答这些问题都很难，答案却基本一致。我猜得出答案，若引用数据，在某些特定的情形下，病人的死亡率高达95%。然而，这对创造奇迹的病人来说算不得什么，他是每20个病人中唯一存活下来的。但我并未宣之于口，作为重症监护室医生，我们应该以诚实的态度回答这些难以作答的问题："我不知道。"这四个字是医学界最未被充分利用的要诀。它们拥有强大的力量，让你怀抱希望，同时也做好悲戚的准备。但医生也很难开口说这四个字。人们想要计划，想要确定性，想要源于多年教育和经验得出的答案。而医生们想给予的也是这些。承认不确定性无法被消除，这需要勇气。"我不知道"是我能给的最真诚，也是悖论般明智的回答。

在遇到格温和她的家人两年后，我终于有了回答她丈夫那个问题的答案。我和家人去威尔士的旧都城旅游，那里现在是一个叫作马汉莱斯的集镇。马汉莱斯是我逃离忙碌的医院轮班以及与家庭新成员小狗共处的绝好去处，而且它离格温家开车仅有一小段距离。更重要的是，我能去格温家里拜访他们一家。

如果我能直接穿越时间回到过去，我可以更轻松地回答格温丈夫的问题。我会直截了当地说，孩子们应该知道一切——多亏格温当时系了安全带，空中急救队及时展开救援，献血者和其他医疗护工提供帮助，格温不仅从危重病情中幸存下来，而且恢复得很好。康复的过程自然是漫长又艰难的，而她的家人在其中起了关键作用。格温的丈夫应该告诉孩子们，他们的妈妈是个异常勇敢、坚强的女人，她不会被生活的挫折绊倒，不会减少对生活的热爱。

他应该告诉孩子们，是啊，生活永远被改变了，但有些门合上的时候，另外一些门会被打开。

2018年去格温家与她及其家人见面，亲眼看到这一切变化，让我感到既愉快又荣幸。格温梦想中的咖啡馆没有开成，这场意外完全改变了这个家庭的生活。尽管身体的大部分功能均已恢复，但格温仍需坐在轮椅上。格温在余下的人生里很可能一直需要倚靠轮椅行动，但总体而言，她忙碌而又幸福的家庭生活将继续下去。她告诉我，她曾有心灰意冷的日子，觉得自己只是个"长在棍子上的脑袋"，沉湎于对简单之事的怀念中，比如与孩子们一同跳舞。与残疾障碍作斗争是一个巨大的挑战。她告诉我，残障人士和特殊人士已被公众接受，但在残疾的同时维持简单的"正常人"形象则困难得多，她的话让我深省。残奥会运动员可能是社会名流，但大多数残障人士并不特殊，他们只是希望能在接受新常态后努力生活下去。

格温的想法正好与亨利·弗雷泽[1]在他了不起的著作《小小的大事》中体现的想法不谋而合。在这本书里，弗雷泽描述自己年轻时遭受了严重的脊椎创伤后的生活。格温非常清楚别人为自己的生活付出了许多，因为大家的付出，

---

[1] 亨利·弗雷泽（Henry Fraser，1992—　），英国年轻艺术家、演说家。17岁时头部遭受撞击导致高位截瘫，经过一番挣扎后他振作起来，以口含笔作画，成为一名独特的画家。

她才能过上自己的生活。但如今她该继续自主地生活了。
我们见面六周后，格温在自己所住的村庄里开了间新的工
艺品商店，店里陈设着她充满创造力的艺术创作，是它们
帮她度过了痛苦的历程。起初，她创作的作品充满了黑暗
的元素，随着夏天到来，她对外销售的图画如今已重现些
许光亮。

R

第四章　心脏

生命的20亿次跳动

作为新手作家，我希望能有许多人阅读和喜爱这本书，也希望它能获得好评。我希望自己能尽全力照顾好病人，妥善应对工作。然而，有一个愿望是我最希望达成的。每天开车上班的路上，我都想着这个愿望：我希望这本书能真正救下某人的性命。或许是你的爸爸或朋友、你的邻居，甚或你在下一个咖啡馆里将要遇到的陌生人。我会解释，我们如何合力做到这点。但首先，我想让你见见下一位病人，他是位法官。

他身高一米八，胡须修整得干干净净，声音低沉、威严，无论从身材还是样貌看，他都是个有气魄的男人。他曾做过20年的刑事辩护律师，在随后的近18年中担任巡回法院法官，几乎处理过每一种类型的刑事案件。他以严肃认真闻名，一遇到蠢笨之人就压不住火，但他时刻秉持公正。每次发脾气或一阵暴怒过后，他总是会真诚地道歉。

我第一次与这位法官见面时，他已不再是个耀眼的人物。他"死"了。事实上，在那一天里，他"死"了二十几回。

法官的故事要从一个平缓的周二讲起，当时他正在主持一场刑事赔偿听证会。被告人正紧张地听着，此时法官突觉身体不适。首先，他站起身来，但旋即头晕目眩，因为血流没能抵达他的大脑。然后，由于体内细胞极度缺氧，他砰的一声倒在了铺着地毯的法庭地板上。法警行动迅速，她发现法官已不再呼吸，便用两只小手在法官胸前按压。她坚定地按了一下、两下、三下……如果你能听到当时法官"去世"那八分钟的庭审录音，就能听到法警一边给他做心肺复苏，一边操着威尔士口音与他说话。那是她第一次对法官直呼其名。[1]

救护车抵达时，法警仍在为法官做心肺复苏。急救人员将心电仪贴在他露出的皮肤上，仪器可以感应到他心脏产生的电子信号，该信号显示出通常在心脏停搏时才会出现的异常模式。一般人的心电图看起来像是一处典型的威尔士乡村景象：小丘连着大山，中间是山谷，再连着小丘。但心电仪屏幕上显示的法官的心电模式极不稳定，我们称之为心室纤颤，它令任何协调的、有效的心肌收缩都无法实现。结果，法官的心脏挤不出任何血液。除非我们尽快解决这个问题，否则他会永远离开我们。

精妙的仪器和复杂的药物能让法官有机会重回法庭，

重症监护室的故事

但这一切都有一个先决条件：法官首先必须活着抵达医院。这看起来似乎是个简单的问题，实际上却是我们所谓的"生存链"中的一个关键因素。[2] 英国每年约有 3 万人在遭遇心脏停搏后突然倒地。[3] 他们的心脏或者完全停跳，每分钟纤颤（颤动）200 次——法官的情况正是这样——或者尽管心电图正常，但心脏完全无法泵出血液。100 个遭遇心脏停搏的病人中，约有 20 人能活着抵达医院。而在这 20 个人中，仅有两人能出院回家，过上相对正常的生活。[4]

自重症监护医学问世以来，人们对它的争议大都不是病人接受了哪些治疗，而是没有接受哪些治疗，特别是那些被撤回或禁用的治疗方法。我们依据病人利益最大化的原则做出决定，这不仅体现在最开始评估使用何种干预治疗手段，还体现在何时撤回生命维持治疗上。然而，自从医院引入"请勿擅自尝试心肺复苏"（DNAR）命令以来，我们是否应该用心肺复苏术来拯救病人已成了一套形式化的流程。心肺复苏在大众意识中仍处于一个重要的位置，尽管相比其他救治方式，心肺复苏的效果通常更小。[5] 与之相反的是，关于注射抗生素甚至实施紧急手术的决策环境，却没有这般严格和正式，而这些手段对病人生死有着更显著的影响。我并不是主张我们要对病人可能接受的 5 000 种潜在医疗手段——详细说明。与此相反，我认为沟通交流、决策共享和更好的公众理解不能也不应该被像DNAR命令这样的影印表格所取代，因为虽然公众对心肺复苏的了解增多，但对谁能从中获益并不知情。若运用得当，心肺复苏能骗过死神、延长生命，但经常出现的情况是，因为根深蒂固的急救观念和现场不淡定的情绪，心肺复苏会成为走向死亡和诈取生命尊严的凶器。

医疗电视剧往往强调胸部按压是心肺复苏的主要组成部分，但其实它不过是其中的要素之一。我们从心肺复苏的名称就可以看出，该方法不仅要复苏心脏功能，还要复苏肺部功能。我在急诊部治疗心脏停搏病人前，通常会先将手指按在其颈侧的颈动脉上确认有无脉搏。我会将治疗重点放在复苏的三个要素上，即 A、B 和 C。

"A"与病人的呼吸道（airway）有关，呼吸道是外部世界与肺之间的无障碍通道，空气正是在这里变为呼吸。我们时不时就要做气管插管手术，把一根塑料导气管穿过声带，插入气管。为呼吸提供导管，这是心肺复苏最古老的组成部分，古巴比伦的《塔木德》就有记载，如果羊羔颈部受伤，牧羊人会在其气管上打个洞，插入一根空心芦苇来帮助它呼吸。[6]这种使用简易管状结构来绕过气管阻塞的传统一直延续到今天，人们使用的物品也千变万化，圆珠笔和吸管都被用来救人性命。[7]1768 年荷兰人道主义协会成立，人类对呼吸道的控制进一步发展，该协会成立之初旨在救助溺水者，他们使用的奇异救治方式包括将溺水病人头朝下脚朝上地放在一个桶里滚动。[8] 这一招的本意是将病人呼吸道内的水和其他异物清理出去，毫无疑问没有达到预期效果，（也衷心希望）该方法不再被使用。直到1895年，阿尔弗雷德·科尔斯坦发明了喉镜，此时人们才能可靠地将一根管子插入气管之中。

气管插管不仅能让人绕过阻塞物顺畅呼吸，更重要的是能通过按压气囊让含氧量高的空气进入病人的肺部，就像医学生们救薇薇时曾使用的方法。心肺复苏的这个"B"，即是提供人工呼吸（artificial breathing），并由此给肺部供氧。在16世纪，将风箱连入人的鼻孔和肛门的技术得到改进，人们开始尝试将装有氧气的气囊与人的呼吸道相连，由此产生了"往屁眼儿里吹烟"[1]的俗语。[9] 随后人类迎来了"口对口"人工呼吸，1732年12月3日在苏格兰的阿洛厄，外科医生威廉·托萨克在为煤矿工詹姆斯·布莱尔做复苏时，使用了口对口急救呼吸，这为人工呼吸提供了早期的指导。[10] 这名矿工被人从深达34英寻（60米）的苏格兰煤矿底部救出，"无论怎么看都和死了一样"。托萨克将救治过程描述如下："我把自己的嘴靠近他的嘴，用尽全

---

[1] 即 blowing smoke up one's arse，现多指阿谀奉承他人，往往不出自真心实意。

力往他嘴里鼓气。"但远在这段公开出版的描述之前,《旧约全书》就告诉我们,先知以利沙用"口对口"的方式救下了一个小男孩的命。

再后来,人们发现大气中含有氧气,这一发现暂时中止了人们对口对口呼吸法的推崇,因为人们担心呼出的气体是"空空如也"的。从某种程度来看的确如此,人体呼出的气体中氧气占 16%,而空气中的氧气含量则是 21%,但这一微小区别并不影响嘴对嘴吹气的有效性。然而由于这些担忧,人们开发了人工通气的胸外按压和举臂胸压法,在这些方法理念中,人们认为反复按压胸部甚至将手臂抬高到头顶上方就能诱发人为呼吸。这种有点好笑的方法出现在亚瑟·柯南·道尔的小说《证券经纪人的书记员》中,福尔摩斯发现那名老板用吊裤带勒住脖子自杀,华生成功地实施了举臂胸压法,救了该男子一命。[11] 举臂胸压法一直广为使用,直到 20 世纪 60 年代,研究证实胸外按压是更有效的方式。

心肺复苏的"C"代表的是压力(compressions)。我曾在无数病人的胸口上用力按压,选择胸骨中部的位置,每分钟向下压 100 次,这样会让胸腔的自然反冲力推动血液向心脏涌入,从心脏泵出。做到这一点费力又费神,我最累的一次是给一个 3 岁孩子做了极长一段时间的心肺复苏,而他的妈妈在一旁握着他的手,轻抚他的头发。

利用前胸骨和后背脊骨之间的狭小空间挤压心脏，可以将血液泵出，而当胸膜腔内的压力逐渐增加到比双肺外部的压力大，血液就直接从心脏挤压出来。尽管早在1892年胸外心脏按压就已经为人所知，但直到1958年，出生于布鲁克林、经历丰富的威廉·"野比利"·考恩霍文医生将之与他对电的热爱结合起来，使任何异常心律都可以通过除颤器调整后，该方法才真正普及。在此之前，奥地利医生彼得·萨法尔和美国医生詹姆斯·埃拉姆已在复苏救治方面做了大量工作。[12]与许多医疗创新措施一样，尽管已有相关研究证明这种复苏技术的有效性，但它被广泛使用尚未超过15年。现在，心肺复苏已经从需要像打开锡罐那样通过侵入性手术打开胸腔，发展到如今通行的全封闭形式。

考恩霍文痴迷于研究电对人体的影响，这其实源自纽约市布鲁克林区发生的养路工人连续死亡事件，他们在遭受轻微电击后心律失常，不幸死亡。[13]他发现，这些养路工人死于心脏放电模式异常，人们称为心室纤颤或室性心动过速——急救人员在法官身上检测出的就是这种异常模式。正常情况下心肌会以固定的顺序收缩以使血液排出，而在心室纤颤的情况下，心脏虽疯狂地跳动，但对排血毫无助益。对病人施加足以使心室纤颤复位的直流电流（但电流不能过大，不然会损坏心脏组织本身），可能会使心脏的跳动节律恢复正常。

时至今日，当病人出现心律失常时，直流电心脏复律和体外心脏按压共同构成了关键的救助方式。而自动体外除颤器（AED）的广泛使用，让公众不仅可以为他人提供必要的外部心脏按压，还可以直接将电流适用于这种心律失常，同时不会给自己或他人带来危险。自动体外除颤器能独立运作，自动评估是否存在混乱的电信号，若存在，便通过可控电击安全地将其重置。丹麦语对该设备的称呼"hjartstarter"（重启心脏）很好地说明了它的效果。人们甚至能通过无人机把自动体外除颤器运送到偏远地区来挽救生命，因为若路途偏远，等待救护车的时间可能会使病人丧命。[14]

既然有这么多精妙的复苏技巧，那重症监护室医生到底为什么不去全力以赴拯救每个心脏停搏的病人呢？"请勿擅自尝试心肺复苏"的命令又是怎样成为一个道德选择的呢？当心脏停搏发生时，一般存在两种不同的情景。第一种情景是病人由于心脏或其他器官存在原发性问题，意外导致心脏停搏。这可能是源于一次突发性心脏病，或者是因为肺部有血块，甚至是因为极严重的创伤。在这些情况下，我们会用心肺复苏来争取时间，尽一切可能"修复"导致心脏停搏的潜在问题。为了竭尽全力拯救病人的生命，我们甚至可能要在路边做心脏手术，我在医学院的一位同僚2017年时在威尔士空中救护服务中完成了这项任务。[15]

法国的医疗机构甚至曾在巴黎卢浮宫里使用便携式心脏搭桥机来救治一名心脏停搏患者，而《蒙娜丽莎》就在一旁默默注视。[16]

心脏停搏的另一种情景则发生在已患有潜在严重疾病的病人身上，其病情可能达到了临界点。慢性心脏病、肺部疾病患者和癌症晚期患者过世时都**会**出现心脏停搏。当然，他们并不是**因**心脏停搏而死。他们死于原发性疾病，而死亡的方式——心跳停止——则是横跨人类历史的普遍现象。在这些情况中，心脏停搏是病人患上不治之症的信号，所以为这些病人做心脏按压只会损害他们的尊严，也会打击急救团队的信心，给他们带来压力。当你明知病人救不回来时，任何额外的心肺复苏不过是在拖延死亡，而非带来生的希望。

这样看来，很难理解有人会想在自己晚年的时候坚持接受心肺复苏。大多数人不会有这样的要求。在"请勿擅自尝试心肺复苏"这一指令下，人们极少会说"不"。为什么要说不呢？在一切尚好，死亡还未逼近时，和至亲谈论这个话题是痛苦的，但濒死时再讨论这个又太晚了。我很难相信有人会对须支付预付金的葬礼做前瞻计划，所以关于这般伤感话题的讨论几乎从未发生。这或许就是为什么作为重症监护专业人士，我们有时需要在一个包容、公开的环境中引导病人，并询问他们对这些话题的看法。面对病情预后情况不佳的病人，与其让他在重症监护室里接受两周的治疗，不如与病人进行一次艰难但真诚的对话，他们有权阐明自己的想法。我的同事马克·陶贝特医生致力于临终关怀领域，他通过两种成效显著的途径改进了这方面的公共讨论：其一是"谈谈心肺复苏"倡议，这一倡议鼓励大家就是否应对生命限制性疾病患者做心肺复苏进行对话；[17] 其二是，在大卫·鲍伊[1] 去世后不久，陶贝特医生在《英国医学杂志》上发表公开信，感谢这位歌手告诉大家如何接受死亡。[18] 信里写道：

> 哦，不，别告诉我这是真的——在 2016 年 1 月那些阴暗、寒冷的日子里，虽然得知你的死讯，但悲伤也渐渐消退，我们中的许多人仍继续从事日常工作。在那周的周一，我与一位罹患绝症、时日无多的病人聊了一次。我们谈论了你的故去、你的音乐，随后转向了许多沉重的话题，对一个命不久矣的人来说，如此直白的沟通很是难得。事实上，你的经历成了我们公开谈论死亡的关键，这是许多医生和护士努力想要与病人谈论的话题。

---

[1] 大卫·鲍伊（David Bowie，1947—2016），英国著名摇滚歌手，因肝癌离世。

现在，请把你的手机关机，合上房门，把手里的饮料也放下。是时候你我联手将这本书从平平无奇的纸页，转变为可能改变你和你周围亲朋的人生之书了。

在发生心脏停搏时，如果能持续有效地实施旁观者心肺复苏，任何一天都能有数千人从鬼门关被救回来。[19] 换言之，如果你下次看到某个人因心脏停搏倒下，而你又为他做了心肺复苏，他存活下来且安全回家的概率能提升两倍。我们接下来要做的就是学会心肺复苏。还好，它很容易学。

举起你的右手，把坚硬的掌丘放在你两个乳头连线的正中间位置。现在把左手放在右手上面。然后做好准备，我们要开始唱歌了。重复大声唱出比吉斯乐队 [1] 1977 年经典曲目《活着吧》（*Stayin' Alive*）中的这一段，同时在唱出每个单词的开始，用你的双手按压你的胸口：

Ah, ha, ha, ha, stayin' alive, stayin' alive

（啊，哈，哈，哈，活着吧，活着吧）

Ah, ha, ha, ha, stayin' alive

（啊，哈，哈，哈，活着吧）

---

[1] 比吉斯乐队（Bee Gees），著名流行音乐组合，由来自英国的三兄弟巴里·吉布、罗宾·吉布、莫里斯·吉布组成，曾七次获得格莱美奖，对现代音乐和大众文化产生了深远影响。

你刚刚做的动作便是姿势正确的心肺复苏，按压的速度也刚刚好。再注册参加一个免费的心肺复苏课程吧，能让你的手法变得更好。如果下次遇到有人昏厥倒下，没了正常呼吸，也没表现出任何正常的生命迹象，你就可以用这个技能救他一命了。首先要确保有人打电话叫了救护车，然后你可以双膝跪地，用我们所学的技巧来帮助他。手臂一定要用力、伸直。用力按压，直到你感觉到病人的胸腔向内部移动。不用担心会伤害到他，你在拯救他的生命。虽然实施心肺复苏存在一定风险，但若不做就只会面临终极风险：病人肯定会死。

在心脏停搏早期实施心肺复苏对预后是至关重要的。救护车开得再快，也不可能立马来到病人身旁，让救护人员为他实施心肺复苏，但就在病人身旁的你却可以做到。由旁观者做心肺复苏是个很好的想法，我鼓励每个人都接受这方面的训练，并在必要时派上用场。如果你因此救了某人的命，请一定写信告诉我。它将会是我收到的最美好的信。

我们已经知道，尽早实施心肺复苏对病人的幸存至关重要；修复法官的心肌电异常自然也是越快越好。医护人员对此很了解，他们迅速将 1 000 伏的电流通入法官的皮肤，抵达他的心脏，恢复混乱的电流。心肺复苏可以暂时替代心脏的泵血功能，而这一"电除颤"的过程能真正消除电流错误，让心脏泵血功能完全恢复。熟悉的"山脉形状"心电图模式再次出现在法官的心脏检测显示器上。多亏团队努力按正确的特定顺序刺激了法官心脏的四个腔室，血液终于再次从他的心脏里泵出。他活了过来。但是，由于法官的大脑长时间未被输送氧气，医护人员直接在法庭里给他安上了维持生命的机器，媒体记者和囚犯在猜想接下来会发生什么。而我现在的任务则是解答以下谜题——究竟是什么引发了法官的"暂时性死亡"。

遇到心脏停搏病人时，我会问自己三个问题：引发心脏停搏的原因是什么？能治好吗？我们能做些什么来保护病人的大脑？

引发心脏停搏的条件因素有很多，但大多数时候问题出在以下三个系统之一：心脏（问题最可能出在心脏上）、肺部和大脑。在电视剧里，患有心脏病的角色通常会因疼痛而手捂胸口，但事实并非如此，心脏病在大多数情况下表现为猝死。

心肌梗死是心脏病的一种，是由于给心脏供血的三条主要血管——冠状动脉——的某一条被阻塞了。阻塞物一般由凝固血块、脂肪分子，以及随着时间推移，在向内撕裂之前就从血管壁上掉落下的瘢痕组织组成。当这种阻塞突然发生时，血液无法再被送抵这条冠状动脉所供血的心肌区域。心脏的这一部分就会停止挤压，并可能导致正常的电信号无法进入心脏的其他部分。

当心肌梗死所产生的突发性阻塞没有发生时，病人也有可能出现心脏停搏。慢性疾病带来的瘢痕组织也可能会导致心脏突然"短路"，从而使心律失常，法官的心室纤颤病情就是这种情况。

重大的肺部疾病也能导致心脏停搏，如果从外部空气输进血液的氧气量太低，心脏或大脑就无法正常运转。举个例子，肺栓子（一个较大的凝血块）有可能阻塞血液正常流通，使血液无法通过肺部。最后，任何程度的脑部疾病，包括出血或中风，也可能对心脏造成严重破坏，导致心脏停搏。脑出血引起的脑干压力或中风导致的氧气不足会导致化学物质大量流出，从而使心率过快或过慢。脑干是人体的"控制中心"，调控基础性功能（如体温、血压甚至排尿量等），所以脑干附近区域受伤很快会导致极为严重的生理损伤，甚至引发心脏停搏。

法官的情况稳定后，我和他的家人一起坐在重症监护室里，我有许多话想告诉他们。无论对我们还是对法官来说，昨晚都是忙碌的一夜。我向他的家人描述了他所遭遇的心脏停搏，幸好他的同事及时采取救助措施，让他能活着抵达医院。针对法官的心脏停搏，我们已经查过一般情况下可能的原因。我们扫描了他的脑部，但没有发现出血或中风的症状。我们也扫描了他的胸腔，没发现血块，但有几根肋骨骨折了，应该是做复苏时造成的。（这是件好事，表明做心肺复苏时的力气大到足以让血液有效进入大脑。[20]）然后我们将法官带到心脏实验室里，一位心脏病学专家将大概只有一根干意大利面那么细的塑料管插入他左臂的桡动脉，同时全程利用 X 光导航，将塑料管探入为他的心脏供血的冠状动脉的入口处。法官的冠状动脉内并无新出现的血块，他并没有患上心肌梗死。当然，我们能观察到，由于高龄、饮食和高血压的综合作用，他的动脉血管已经变窄。但这种情况不是血管阻塞造成的心肌梗死，不能用常规治疗中的气囊或金属支架来将血管撑大。我们把所知的信息汇总，得出的结论是：多年来供血不足造成的轻微心脏损伤渐渐积累，导致法官心"电路"的电绝缘层呈现纤维化（瘢痕化），最终导致心脏停搏。不幸的是，麻烦才刚刚开始。

在与法官的妻子初次见面时，她问了我一个这种情形下最经常被问到的问题："他什么时候能醒？"这也是医生最难回答的问题。我只能解释，这不是"什么时候"的问题，而是他"是否"还会醒来的问题。在解决这个问题之前，我们还是先接着来看我可能会问自己的问题。我们已经回答了第一个问题（是什么引发了法官的心脏停搏？），而在问能不能治好他之前，我们需要先回答下一个最紧迫的问题：我们能做些什么来保护他的大脑？

如何保护大脑，这次却不那么好回答。有研究表明，将身体保持在比正常体温低4℃的低温环境中24个小时，可以减轻心脏停搏造成的脑部损伤。但这种情况下脑部损伤的减轻，可能是避免身体发烧的结果，而非由于低体温带来了有益的效果。我们目前正在进行一项大型国际临床试验，以寻找这个问题的答案。[21]

我们将法官的体温降到适合的36℃，并通过一个设备将他的身体保持在该恒定温度下24个小时，该设备的塑料管道缠绕法官的皮肤表面，里面循环供给冷却水以恒定降温。降温结束后，我们又等了36个小时，让他的身体渐渐回温，慢慢代谢我们原本用来让他暂时失去意识的药物。如果他熬过了这个过程，我们才能尝试将他唤醒。在这之前，我们根本不知道法官的大脑能否在这么长时间后再次复苏。不幸的是，法官的心脏似乎有其他问题。

在与法官的家人交流后的第二天，我重新回到岗位上，希望度过一个无聊的夜晚。在重症监护室，无聊才是好的。病人恢复，需要的是时间和稳定，而不是什么刺激的经历。不幸的是，那晚对法官和夜班团队来说，一点都不无聊。法官的心脏不但没有平静下来，反而进入一个叫作"心室电风暴"的阶段。这个阶段呈现出极端而反复的电流混乱。即便实施治疗，心室纤颤也会一次连着一次地爆发。这是一个自驱动的循环，一次心脏停搏会减少心脏的血液供应，从而增加另一次心脏停搏的可能性，如此循环往复。

在过去的 12 个小时中，法官出现了 20 多次心脏停搏，每次都需要对他实施心肺复苏和电流重置。频繁至此，我们必须采取更高级的手段和治疗方式了。药品架上的常用药物已经被我们用尽，但无一有用。我们只好试着在法官体内植入一个心脏起搏器。这个仪器能让人工发送的正确电流信号通过遍布法官血管内的电流通道导向心脏内部。但它也没起作用。

最后，午夜来临时，我们再次把法官送到心脏实验室，研究人员在他大腿根部的股动脉里插入了更多的管子，这些管子会一路通往主动脉。管子外部裹有一层香肠状的气囊，里面是低密度的氦气，我们每分钟做充放气操作超过100 次，从而实现超快速的充气和放气。这一操作能机械地增加法官心脏顶部的血压，血液就是从这儿进入他的冠状动脉。较高的血压能让血液更好地流动，这和家用水龙头里的水是一个道理。而更流畅的血流才有希望改善心肌功能，并减少再次发生心脏停搏的可能性。

到了早上 6 点，医生和护士总算有机会在一晚操劳后饮下第一杯冷茶。法官的心脏有了一段宽限期。他不会在那晚死去。

到目前为止，我们已经探寻过我在重症监护室里最常遇到的影响心脏的两大难题：心律失常和供血不足。心脏和其他人体肌肉一样，需要以正确的方式挤压才能实现其功能并有效泵血。如果这一功能失效，便会出现心脏衰竭。当然每个人都会遇上这一天。地球上几乎任何一种哺乳动物，无论大小，其平均预期寿命和心率之间都保持着一种显著的关系。[22] 寿命与心率之间的反比关系使哺乳动物一生大概能有 10 亿次心跳。蜂鸟的心脏以每分钟超过 1 200 次的速度跳动，所以它们的寿命仅有 3～5 年。相比之下，蓝鲸每分钟只有 6 次心跳，因此平均寿命超过 100 年。[23] 人类通过改善生活方式和增加营养，人为地增加了一生中心跳的次数，以此推迟死亡时间。现在，在我们一生中，心脏大约可以跳 30 亿次。

长期以来，专家和公众都低估了长期心脏衰竭的严重性。与某些癌症患者相比，那些患有轻度心脏衰竭的居家患者，其预期寿命甚至要短些。[24] 由此可以看出，心脏不仅在我们的胸腔中拥有核心地位，而且是我们健康的关键。

你上一次去健身房、追赶公交车甚至做爱时，你的心脏都得跟上。在一次典型的 6 分钟的性行为中（当然，"典型"背后隐藏着很大的差异），你的心跳次数会从 400 次上升到超过 1 000 次。[25] 心跳次数之所以上升，是为了将供往身体其他部位的血液量从 30 升提高到超过 120 升，差不多相当于 160 瓶高级红酒。除了心率的上升，你的心脏也挤压得更用力，每次跳动都能泵出 120 毫升血液，平常只有 80 毫升。

这样看起来已经很辛苦了，但如果女性伴侣在这 6 分钟里怀孕，与她们接下来面临的挑战相比，这种辛苦不值一提。经历了最初的兴奋，9 个月后，待产准妈妈的心脏要比之前厚 10%。这一源于肌肉生长的心壁增厚，能让她每次心跳时泵出比原来多 50% 的血液。再加上此时准妈妈的血压较低，在分娩过程中，每分钟都会有比原来多 80% 的血液泵送给母亲和孩子。神奇的是，这些生理变化从妊娠第 5 周就开始了。[26]

但至少，这些都是意料之中的变化。我的一个病人露西和她的孩子就没这么幸运了，她在日常行走中已经出现呼吸困难。露西是一个新手妈妈，离预产期仅剩 3 周，她在家中布置好了婴儿房，在一张列表上认真写上可能会给宝宝取的名字，折叠婴儿车的技巧日臻完美。露西和丈夫都准备好了。但他们完全没准备好应对他们和未出生的孩子的生命中即将出现的重大变化。

任何损害心肌挤压能力的情况都会导致心脏衰竭。心跳不会停止，只是它泵出的血液量无法满足身体的需求。如果衰竭发生在心脏右侧的腔室，血液就会积聚在身体和腿部；若是发生在左侧的腔室，则会造成肺部积水，因为血液无法被推回心脏，反而积压在肺里。湿肺就像筛子上沾满湿面粉一样，氧气无法穿过肺泡进入血液。呼吸成了艰难又无效的事。如果心脏两侧腔室都受影响，那病人连活下来都需要苦苦挣扎。

产期在即，露西不得不停止日常行走。但即便在休息时，她也感到呼吸困难。睡眠对她来说已不再是休息，而成了艰难的任务。因为体液缓慢上升到她膝盖的高度，她的脚踝肿得和胳膊一样宽。露西上网翻阅了许多论坛帖子，开始担忧有可能会出现的各种情况。她害怕自己会出现先兆子痫症状，这种病会引发脚踝肿胀、呼吸困难和高血压。然而，她的血压在过去几周中一直是偏低的。有些准妈妈在论坛里说自己同样呼吸困难，脚踝肿胀情况也和露西相似。露西便想，兴许怀孕就是这个样子吧？她坐在椅子上度过了一个难熬的夜晚，早上发现自己连走到卫生间都不可能了。然后，露西晕倒了。

慢性健康问题——包括高血压、肥胖、吸烟和缺血性心脏病——是 90% 心脏衰竭病人的主要病因。[27] 治疗心脏衰竭是困难的，而且医学所有领域中的金科玉律告诉我们，预防胜于治疗。不过，目前已有一些药物和设备被研发出来，用以改善心脏衰竭病人的症状和治疗效果。

那些原本年轻、健康、没有其他身体问题的危重病人，通常不会死于心脏衰竭。然而，在重症监护室，我们接收的是病情最重的病人，于是导致疾病出现偏态分布。你要是今天来我的病房里走一遭，就会觉得到处都是脑出血、严重肺结核、白血病、肾移植病人，你会这样想并不奇怪。这些疾病自然不是普遍存在的，但一旦有人不幸发病，通常都会来找我们。那些通过家庭医生看诊病情就会好转的病人是不会到我们这儿来的，来我们这儿的都是千中无一的患有严重且罕见疾病的人，非治疗不足以痊愈。好比我们听到远处有马嘶鸣，就知来者是斑马，而非普通之马。

我见到露西时，她浑身是汗，冰冷的双手呈淤青一般的蓝色，血压非常低。她的肺部积满了液体，体内的婴儿正挣扎求生。露西的所有症状都会让你推测她正在经历严重的心脏衰竭，但她还这么年轻，以前没有出现过健康问题。她的整个心脏都是异常的，不单单是心肌梗死预期发生的某些血管的供血区域。仅仅在一周之前，露西还通过超声波技术看到了自己体内的孩子，如今我们却利用同样的技术检查她正勉强泵血的心脏。心脏的右半侧很虚弱，左半侧更甚。针对她所经历的严重心脏衰竭，我们找不出明显病因。我们开始系统性地考虑那些不寻常的原因：她服用过的药物和营养补充品，激素异常，维生素缺乏，甚或天生的冠状动脉问题。以上原因都被排除了。唯一未检测的原因，只有目前对她来说最珍贵的那部分了。

我们的确见过妊娠给健康心脏带来的极端挑战，因为身体要适应婴儿的需求。但我们极少见到妊娠本身直接影响心脏并导致其衰竭的。医学钟爱复杂的术语，露西的情况也是如此。她患的是围生期心肌病，简单来说就是在分娩前后心肌出现了问题。我们目前尚未充分了解致病原因，但病毒感染和免疫反应异常很可能是罪魁祸首。

在体内负载一个宝宝（重达三公斤的外来物质）长达九个月时间，且通常不会引起什么问题，光是想想这项免疫成就，就会觉得不可思议。在身体里容纳一个成形人类并将自己的血液补给他的能力，可谓进化最杰出的成就。在哺乳动物的进化过程中，普通病毒感染的一个副作用便是，被感染者的遗传密码将与外来病毒基因密码逐步整合，负载婴儿的能力便植根于此。[28]一次有效的病毒感染会"黑进"我们的遗传密码，利用我们的细胞DNA机制来生产数百万个副本。即便普通病毒感染被清除，这些病毒的遗传密码碎片却留存了下来，被天衣无缝地编织进我们自身的基因之中，如同窖藏红酒的空盒子一般。大多数时候，这些盒子徒占空间，但偶尔也会大有用处。其中一个盒子里面装了病毒在复制阶段躲避我们免疫系统的能力。病毒（包括普通感冒）能像卧底一样骗过我们的身体，让我们把它们当作身体的一部分，并允许它们出于自身目的来利用我们的身体。这种遗传能力保留在我们古老的动物进化祖先的DNA中，个中缘由我们仍不清楚，数百万年间该能力一直未得到利用，直至它找到新的使命：如今它能让一个人类婴儿躲避母体的免疫系统。人类利用这一古老的病毒策略存续新的生命。说起来真是讽刺,病毒感染既促进了这一能力的培育,又通过导致具有破坏性的先天性感染而在千百年间带来了如此多的悲痛,比如在露西这个病例中,就表现为围生期心肌病。

露西躺在病床上,从自动门被推入重症监护室,看着她,我们深感担忧。压力重重时,回归最基础的治疗是很有助益的。我们试着把注意力集中到三件最重要的事情上:诊断、器官支持,以及确认并治疗病因。不幸的是,关于围生期心肌病诊断,除了时间和一颗新的心脏,根本没有别的已知治疗方式。于是我们没别的办法,只能先给她的器官提供支持。

遇到心脏无法正常挤压的病情,一般的治疗方法是在心肌和血管上使用强劲的药物,比如正性肌力药和血管升压药。正性肌力药会通过增加心肌细胞内的钙含量或促进心脏对钙的敏感度来提升心脏收缩的强度。肾上腺素是终极正性肌力药,它由身体自发产生,但也可以利用药泵以不同速度从体外注入。血管升压药从字面来看就是给血管系统施压,挤压动静脉。它不仅能提升血压,而且能帮助被心脏泵出的血液再次进入心脏。最常见的血管升压药是去甲肾上腺素,这是一种自然化合物,如今已能人工合成。

大多数危重患者会接受注射这些药物中的一种乃至多

种。一排排高大闪光的药泵，通过细小的塑料管将药物推入病人体内。药物会通过颈内静脉或股静脉这些大血管在人体中穿梭。我们将一个电换能器植入患者大腿或手臂的动脉内，并用管子将之连接到显示屏，便可看到血压数值的波动，从而每分每秒监测药物产生的效果。

很明显，对露西而言，光用药是不够的。她的手脚冰凉，肾脏不再泌尿，肠道也不再工作。心脏衰竭导致她多个器官衰竭。尽管药物可以刺激她的心脏跳动，但她身体的各项需求仍得不到满足，别忘了她还怀有胎儿。随着露西的各个器官开始衰竭，她体内胎儿的心电轨迹也显出危险迹象。胎儿的心率很慢，随后又以每分钟超过300次的速度快速跳动。要救露西的命，就得先救她的孩子。我们把这位准妈妈和孩子一起送进了手术室，准备进行一次紧急剖腹产手术。她们是分别被送出手术室的。家人给这个新出生的小女孩取名叫小希（Hope），小希出生时极为虚弱，毫无气力，马上被送到新生儿团队接受照料。她和妈妈一样，都安上了生命维持器。

产下女儿后，露西的心脏要应对的需求减轻了，但这还不够。有迹象表明，她的心脏衰竭仍在恶化，而连接她的肝和正在衰竭的心脏之间的血管血压越来越高，导致肝脏变大。起初，我们希望植入她体内的气囊泵——这个装置曾帮助法官的心脏恢复跳动——能起作用，但该装置仅令她左半侧的心脏开始挤压，右半侧并无变化，肺部积液也未能缓解。治疗的下一步只能是给露西移植一个新心脏，但这个心脏是金属制成的。

自 1628 年威廉·哈维首次将心脏描述为"血液回路"以来，医学就一直被它的魅力所吸引。[29] 心脏是天下最美妙的泵，它柔软，对不断变化的需求做出反应，而且拥有完美的律动。尽管如今我们已能在皮下植入体积足够小的机械支持设备，但替换心脏功能的目标仍未达成。这些设备能让生命维持数年，甚至是在病人几乎失去心脏功能的情况下。新技术的发展让人能在完全没有心脏的情况下存活。捷克的一位前消防员雅各布·哈利克是世界上第二个"无心病人"，他的心脏功能被植入体内的两个机械泵所取代。[30] 雅各布依靠塑料制成的心脏生活了六个月，尽管没有脉搏，但他甚至能去健身房。

在露西的病例中，给她做心脏移植手术是个显而易见的选择，但这个选择存在问题。想在露西逝去之前找到合适的组织配型十分困难。医院接收的捐献心脏少之又少，病人等待完全匹配的捐献心脏的平均时间长达三年。[31] 对露西来说，哪怕多等几个小时也太长了。

1964 年，人类实施了首例从猴到人的心脏移植手术，病人在移植两小时后死亡。（事实上，这是第一次在人类身上实施心脏移植。[32]）自此以后，人类在基因工程方面取得了长足的进步。在不远的将来，其他动物的器官很有可能被成功移植到人类身上，这一过程即是异种移植。然而，大多数专家认为，要做到这一点还需要 2~5 年，而且有可能是从转基因猪和人类之间的肾脏移植开始。[33]

即便露西获得了一颗匹配的可移植心脏，在这样的情形下实施手术也依旧困难重重。人们对移植手术多有误解，认为器官移植可以解决病人的一切问题。其实移植并非单一的干预手段。完成任何移植后，病人需要终生服用强效的免疫系统破坏药物，这种用药程度可能导致严重感染，甚至引发罕见癌症。但是露西在产下宝宝后，其心脏功能有逐渐恢复的可能性，我们便给予她一些时间，看看在不做移植手术的情况下她能否康复。

人类第一例使用心脏搭桥机的手术出现在 1951 年，但病人在手术后不久便被宣告死亡。两年后，也就是 1953 年，在费城的托马斯·杰斐逊大学医院，医生们使用一个叫作"铁心"的机器封闭了一名 18 岁女孩心脏上的创口，女孩幸存了下来。[34] 这些心脏搭桥机尽管在理论上很简单，但在工程条件和操作上极其复杂。它们从静脉系统里吸取血液，在血液里注入氧气，再借用压力将之送回血管。这一激烈过程中的挑战是，在防止大型血液凝块出现的同时不损害脆弱的血红细胞。医生须使用药物稀释病人血液，以降低大型管子插入血管时可能会造成出血的风险。

　　　　　　　　　　　　　重症监护室的故事

时移世易，这些机器的尺寸、复杂程度和制作成本都降低了。我们现在有了可便携设备，仅通过两根大插管插入皮下血管便可替代心脏功能。这种被称作体外膜肺氧合（ECMO）的技术，采用较温和的离心泵，利用表面积大的超薄膜来为血液添加氧气，同时保护血红细胞。将药物置于机器管道的内壁上，可以减少血液稀释药物的需求量，从而减少出血风险。

我们第一次给露西使用体外膜肺氧合器，是在一个炎热的周二。我们利用超声波机器将插管导入她的动静脉中。暗红色的血液很快就从机器干净而透明的管子中流过，再从另一侧排出，排出的血液已呈鲜红色，充满生命力。

你可以试着用食指和中指摁住脖子的一侧，感受心脏扑通扑通的震颤，这是心跳通过主动脉传递到了颈动脉。在体外膜肺氧合器完全替代了露西衰竭心脏的功能后，我们试着在她的颈部寻找这种震颤，但一无所获。人为制造的连续血流稳定地滑入了她的体内。她还活着，但没有脉搏。

体外膜肺氧合器往露西血液里注入了足量的氧气，她在产下宝宝两天后，终于醒了。我们关了呼吸机，拔掉插入她气管内的管子，很快她就能和我们说话了。她吃力地说出第一句话，我们则吃力地分辨她说了什么。她用手拍打覆在肚上的平坦床单，同时低头朝脚的方向看去，然后缓缓问："我的孩子呢？"

露西问了她一生中最重要的问题，一小时后，她第一次见到了自己的孩子。小希宝宝的求生过程要比露西的短，在新生儿重症监护室，她仅用了一晚上生命维持器。当小希的头紧贴着露西的胸口时，她听不到过去九个月中如此熟悉的妈妈的心跳声。她妈妈的心脏五天后才恢复正常，再次自主挤压，这样露西就能逐渐摆脱体外膜肺氧合器。五周后，露西出院了，她在家里照顾女儿，憧憬着她们往后共度的岁月。

我所在医院的大门入口处有一片满是商店、咖啡馆、病人、亲眷、医院护工有时甚至还有鸽子的穹顶空间。在这儿，好消息和坏消息会在家属之间流传，外科医生们坐下来讨论一天中遇到的疑难杂症，疲乏的夜班护工们在回家之前先喝点价格过高的咖啡。许多事都发生在这里。

在某次非常繁忙的夜班结束后，我正往医院出口的自动门走去，这时一张熟悉的脸突然出现在我面前。法官的妻子脚步轻快，面带微笑。距我初次见到法官差不多已经过去四个月了，当时我担心他的妻子可能还需要来医院照顾他。我清楚法官的身体已经好了许多，可以转出重症监护室，但他的脑部情况并不乐观。他能否认得自己的亲人？能否自己进食、回家，甚至返回工作岗位？

"他非常感激你们团队付出的艰苦努力，"法官的妻子对我说，"手术过后，我就准备接他回家了，很快他就能上班了！"

不知道是刚上完夜班的缘故，还是为了熬到回家而摄入大量咖啡因，抑或二者都有，我一时哽咽。眼前这位女士，听到过我太多次的警告，每次我都告诉她，她的丈夫也许熬不过来。如今，他们一家人可以期盼未来了。法官做了一个安装特殊起搏器的小手术，一旦他再次出现异常心律，起搏器就会自动发起电击。这样一来，没有必要从外部进行心肺复苏，也能阻止心脏病复发的恶性循环。

数周后，我与法官夫妇畅聊了几个小时，谈了谈他发病前后的惊心动魄。当时我们正用救护车将他转移到附近的一间康复医院，法官看着车窗外枝叶葱郁的春树，陷入回忆之中。他上次看到的树还是光秃秃的，冬天的树枝在凛冽寒风下嘎吱作响。而现在，树木繁盛又多彩。法官的生命和记忆都丢失了好几周，这对他的世界观和未来观都产生了很大的影响。他在生命里原先看似理所当然的简单事物中重新发现了美好。光是活着，就足够幸福了。他与一位老朋友重新取得联系，再次去听歌剧，而且决定不让工作占满生命的每一条细缝。在康复医院里，他找回了儿时在寄宿学校才会感受到的事物：想家。法官已经准备好出院了，他也**需要**出院。一天早晨，在快速做完物理治疗后，他将拐杖靠墙放着，发病以来第一次在无人搀扶的情况下行走。然后，他爬上了楼梯的台阶，这些台阶在过去几天里一直是他的劲敌。几个小时后，他已经到家了，祝福卡片环绕在他身边，其中一张是那次庭审中的被告人寄来的。

R

第五章　肺

敞向世界的窗

　　"化金为烟之人，寡人见识良多，然你是第一个化烟为金的。"[1]

　　这句话是 400 年前女王伊丽莎白一世对沃尔特·雷利爵士说的，当时雷利将一种叫作烟草的奇异新植物引入了英格兰。这种现代烟草，即红花烟草（N. tabacum），源自公元前 6000 年的安第斯高地，很可能是在现在的玻利维亚或阿根廷北部。最早在公元前 5000 年，玛雅人就已经开始出于宗教仪式目的抽食、咀嚼烟草，甚至将其作为灌肠剂。克里斯托弗·哥伦布发现了南美大陆，但他对这些烟草不感兴趣，直到 1492 年另一位探险家罗德里戈·德·杰雷兹登陆古巴，烟草的效用才被人们重新发现。现今我们所熟知的香烟是 1830 年引入的，当时法国人极爱吸食南美人的"纸烟"。现在我们与香烟之间的关系，和古玛雅人颇有几分相似。抽烟几乎是一种信仰，俨然是一个仪式，又或仅仅是对无聊生活的逃离。

烟草是世上最危险的植物。从全世界来看，吸烟一直是导致可预防性死亡的祸首。它每年杀死近 800 万人，其中 10% 是由于吸入"二手烟"。[2] 每 5 例死亡中就有一例与吸烟相关，吸烟者的平均寿命比不吸烟者短 10 年。[3] 总的来说，三分之一的重症监护室病人的住院费都与物质滥用有关，占所有费用的 40%，而这些被滥用的物质中有 15% 跟烟草脱不了干系，要知道酒精也就占 9%，违禁毒品只占 5%。[4]

对于我们接下来要介绍的这位病人而言，用过早餐后让唇齿间留下香烟的气息，是他在那霓虹蓝色的威尔士清晨的必备项目。面对面粉厂辛苦的工作，抽根烟是默文逃离残酷生活的方式，也是他度过漫长又灰暗一天后的休憩。与玛雅人不同，默文一天能抽 20 根烟，从少壮的 14 岁一直抽到病痛缠身的 67 岁。抽烟对他来说十分寻常，甚至完全无人劝阻。他妈妈在当地一家制烟厂工作，所以抽烟几乎就等于补贴家用。就在默文终于找到勇气摆脱对香烟的执念后没几周，我见到了他，他的喘息仿若教堂里的老风琴。我走进医院病房之前，就能听到他喘粗气的声音了。他和他经历过的那些清晨一样忧郁，他快要死了。流行病学可以告诉我们何以至此。

流行病学是一门描述一种疾病在不同人群中的发病频率以及发生原因的科学。这些看似不重要的信息其实有惊人的作用，它们能防止疾病进一步恶化，并告诉我们疾病产生原因的线索。通过应用流行病学和公共卫生措施，我们能大大改善数百万人的生活。这比任何一个一生致力于临床医学、治疗一个个病人的医生所能取得的成就要大得多。

流行病学的典型案例是 1854 年的伦敦霍乱大暴发，这次疫情的中心位于苏豪区的布罗德威克大街。今天，你能在这条街上找到有机咖啡店和高档时装品牌，但在 160 年前，英国医生约翰·斯诺为了弄清楚那次致命霍乱疫情的源头而绘制了一张地图，那张地图向我们展示了更多东西。[5] 霍乱病例多集中出现在布罗德威克大街的水泵周围，这一观察促使斯诺用显微镜检查了井水样本，他发现水中含有"白色的絮状微粒"。当时人们尚不知晓有关感染的微生物理论，所以斯诺坚信这些微粒是霍乱的根源。他将这一发现汇报给了堂区主管，后者勉强答应拆掉水泵柄，看看有没有效果。几周之内，这场带走了 616 条生命的疫情终于结束了。顺便提一句，约翰·斯诺取得的惊人成就未止于此。他后来于 1854 年安全使用氯仿，帮助维多利亚女王诞下利奥波德王子，这是公众开始接受麻醉的转折点。

1956 年出版的《英国医生研究》是具有里程碑意义的研究成果，它开创了一种新的流行病学技术，并为吸烟引发肺癌提供了确凿的证据。这是一种新型的前瞻性（而非回溯性）研究，在 1951—2001 年这 50 年间，有 4 万名英国医生参与这个项目，以确定究竟是哪些环境因素导致了肺癌和心脏病。这种新的统计方法由英国生理学家威廉·理查德·多尔爵士确立，他由此成为改变世界的流行病学家。多尔的研究结论表明，吸烟者在罹患肺癌和心脏病方面的风险是非吸烟者的两倍。毫无疑问，吸烟直接引发了这些疾病。现在我们知道，在重症监护室里治疗的许多肺部疾病，包括感染、癌症、阻塞、出血、哮喘和气胸，都可能是由吸烟引发的，或因为吸烟而变得严重。

当你将纸烟放在嘴唇之间时，会吸入 4 000 种化学物质，其中已知 43 种会致癌，另外还有 400 种有毒物质会涌入你脆弱的呼吸道。尼古丁会立刻令你的血管收缩，供血受限，有可能即刻引发心脏病。像《圣经》封面一样黑的焦油则会覆盖你的肺泡，一氧化碳会阻止你的血液吸收氧气。一般用于保存尸体的福尔马林与氨、氰化氢、砷和鼠药一道，引发你肺部支撑结构的直接组织损伤。吸入人体的烟雾会侵入生命的基本构造部件，引发 DNA 缺陷。你每吸一口烟，都是在自戕，也是在残害他人。

就算你没有因此患上肺癌或血管疾病，吸入的热烟及其包含的有毒物质也会导致慢性肺病。吸烟是慢性阻塞性肺病（COPD）最常见的病因（当然，直接接触工业烟尘甚或遗传疾病都会引发该症），每 20 个超过 40 岁的人中就有一人患有此病。每一次吸烟都会增加肺部通道产生的浓稠黏液量，这是身体为了保护自己免受有害化学物质的侵害而做出的绝望努力。与此同时，原本会向上、向外往口腔方向排除异物的纤毛也失效了，黏稠、脏污的黏液因此积聚，如果不依靠剧烈的、令人面红耳赤的反复咳嗽，这些黏液根本不能从肺中排出。而且，能使肺部有效膨胀和收缩的海绵状支撑结构也受到了侵蚀，它就像一个在抽屉底部找到的旧橡皮筋，已经失去了弹性，变得软弱无力。由于每次呼吸都须消耗更大的努力，肺部会出现空气滞留。双肺的某些区域萎缩，导致血液中的氧气含量降低，但其他区域则像气球一样膨胀。你的肺原本通过有效又轻柔的方法将空气变成呼吸，如今已坍坏成亟须替换的、轰隆作响的旧机器。

我第一眼看到默文时，就觉得他可以作为慢性阻塞性肺病的典型例子，拍张照片放到教材里去。即便只是从病床床尾轻瞥一眼病人，你也能发现无数秘密。吸烟以及多年曝露在严重的工业粉尘和柴油烟雾工作环境中，使他的肺部遭受重创。每次呼吸完，默文都会竭尽全力地保持双唇张开，让每一次喘息的时间尽可能长。这不是一个有意识的举动，却有十分明显的生理基础——疾病正在影响他身体的生理机能。正常情况下，在每次呼气的末端，你的肺部会在向内拉的弹性反冲与向外弹的胸廓之间达到平衡状态。这样每次呼吸完，你的肺内会留下惊人的空气量。

现在，你用平常程度呼一口气。然后，强迫自己尽可能地吹出多余的空气。你应该可以多呼出来 1 升左右。即便这样，你的肺里仍留着 1 升左右的空气。这些多出来的空气量被称作功能残气量（FRC）。这些空气在维持血液含氧量的正常水平、维持肺部正常充气水平以令呼吸产生效果方面，起了重要作用。

回忆一下上次你为举办聚会吹气球的情形。当你将第一口气吹进那个扁平的聚会神器里时，应该是要费些气力的。同样，当气球鼓到差不多极限大小时，想再吹大些也很难。只有吹到中间某个节点时比较容易吹大。你的肺其实是以差不多的方式在运行。默文肺部的弹性组织被破坏了，他的肺要充气就变得很困难。默文的肺内某些区域被"吹"得太满，其他区域则蔫儿了。对他的肺来说，那个不费劲的中间点已不存在。使劲吹几个气球还是小事，假设人活 80 岁，一生中大概要呼吸 5 亿次，这明显会带来更多麻烦。另外，随着默文的功能残气量减少的还有氧气储存量，本来可在危急关头派上用场的氧气也没了。张嘴呼吸是他身体的最后一次尝试，目的是在因 50 年烟龄而伤痕累累、极度虚弱的呼吸道崩溃前，尽可能长时间地保持通畅。

默文的颈部肌肉硕大、结实而有力。这不是由体力劳动所致，而是由于他累年的肺病导致呼吸所需耗费的气力增大，给颈部肌肉带来了"强迫性劳动"。在一个正常的"健康"日子里，这些肌肉需要给横隔膜和胸肌搭把手，帮助他呼吸超过 2 万次。默文靠床沿坐着，他的双臂像照相机的三脚架一样展开支在双腿的两侧，他的身体正试图找到一个最佳位置，尽最大可能将力气传到肺部，因为现在他的肺每分钟需要开闭超过 40 次，而正常人仅有 10 次。由于空气被阻塞在胸腔内，默文的胸腔整个变大且呈现桶状。自从他戒烟以来，他的手指已经褪去了尼古丁的番红花色。但由于他血氧含量常年处于低水平，导致额外的组织增生，所以他的指甲在指尖呈弯曲状。由于肺部的这些变化，他的心脏右侧腔室迫使血液通过细小而壁厚的血管，由此血压升高，导致脚踝肿胀。

从对默文第一眼的印象，我就知道他患有严重的慢性阻塞性肺病。但我不清楚的是，为什么病情突然间恶化到这个地步。我也不知道他是否还能活着见到家人，已有人紧急通知他们过来了。

若用健康恶化的理由劝人不吸烟，你会发现一个最惊人的事实。设想一下，你已吸烟多年，尽管这给你的健康带来了一些影响，但同时也给你带来了极大的愉悦。某个周一工作日下午 3 点，你度过了极繁忙的一天，压力很大，你感到焦虑，迫切想找到一个喘息的出口。你走到办公室外面的那个安静角落，点燃一根香烟或者拿出一根电子烟，深吸一口。当你呼气时，一团白烟占据了周边阴冷的空气，你的焦虑逐渐消失了。你很快感到平静多了，状态变好了，又能面对这一天余下的时光了。想到此情此景，谁还能说吸烟有弊无利呢？

很可惜，这种残酷的幻觉不过是你每天20次的自欺欺人。你经历的可不只是办公室里难熬的一天，你的压力和焦虑其实是身体对未能再摄入尼古丁所产生的生理反应。你大脑中的受体经年累月地接受训练，如今正期待相当于每天20根烟的尼古丁摄入水平。在每根烟的间断期，尼古丁缺乏会迅速让身体显现出急性药物戒断症状。短期解决方法当然是通过摄入一定量的尼古丁来填补身体失调。一旦摄入，你的身体就会回归"正常"状态，但这个"正常"已经由吸烟习惯改变了。你的"正常"不是真的正常。吸一根烟不能让你放松，它不过是在缓解急性药物戒断症状，而这一症状才是导致你焦虑的真凶。抽烟不过是让你的身体回归非吸烟者每天都在经历的正常功能水平。

下次你再拿起烟往嘴里塞时，想想这一点。每根烟都只是在缓解药物戒断症状，不能带来别的东西。如果你吸烟，请寻求帮助并戒掉。数百万人已经做到了，你的亲朋好友中有人也做到了，你也可以的。别再说什么明天、下周、明年再戒了，戒烟的"好时机"是不存在的，从哪一天开始都不会错。

拿起你的手机，发条信息给你的爸妈或孩子，告诉他们你要戒烟了。发到社交网站上吧，在推特上通知我，或者把你的诺言写下来。不要成为进重症监护室后才想到戒烟的人，在死亡来临之前都不要复吸，不要让你的诺言成为一纸空谈。我不希望在凌晨3点看到接上生命维持器的你，我不希望告诉你的家人你是死于吸烟。

我们马上将默文送进重症监护室，思考着我们所能提供的和应该做的治疗。用机器支持他的肺部功能可以给我们更多时间找出症结所在并对症下药。默文呼吸须耗费巨大的气力，但他血液中的二氧化碳含量依然很高，他每次呼吸都需要我们提供帮助。我们可以通过气管插管术进行侵入性机械性通气，但也有其他选择。其中就包括非侵入性通气（NIV），使用一个紧密贴合的口罩从外部向体内强劲供给额外空气，这使我们能够调节他每次呼吸时的压力，并为他提供额外的氧气。在慢性阻塞性肺病中，这类肺部支持能够替代呼吸机，并提高病人的存活率。[6]非侵入性通气还能帮助患有慢性呼吸道疾病的病人改善病情，甚至能帮助睡眠呼吸暂停情况严重的患者提升生活质量。

想象一下，一个坚固的塑料口罩紧紧地贴在你的脸上是什么感受。再想象一下，在你本就呼吸困难时再戴上这样一个口罩。不得不承认的是，这对神志不清的病人来说肯定不是愉快的体验。该治疗的本意是令病人呼吸通畅，但有病人会出现窒息感。默文的病情已让他神志不清，我们必须权衡，在接受口罩治疗的风险与使用进一步削弱其呼吸功能的镇静药物的风险之间选择其一。因此，我们给他注射了少量的氯胺酮，人们对这种药物的认知往往源自它在舞会派对中产生的分离效应。受过训练的专业人员能够利用氯胺酮实现深度镇定，还能利用它维持患者的呼吸动力。但若是未经培训的业余人士在夜店里使用它，则可能导致痉挛、心肌梗死、呕吐和肾脏损伤。

十分钟的非侵入性通气就已经明显降低了默文血液里的二氧化碳含量，提升了 pH 值，让他变得清醒。我们查看了他的胸腔 X 光片，上面没有显示絮状的白色区域，这就代表没有发生感染，而且未发现气胸现象。血液检测显示他的感染细胞水平正常，心电图也是正常的。看来默文遭遇的是慢性阻塞性肺病的非感染性发作，患者在一年之中有可能发作多次，而每一次都有可能是最后一次。

做出诊断后，我们针对慢性阻塞性肺病中的异常情况做了治疗。通过添加药物阻断默文呼吸道周围微小肌肉中的神经受体（即 β 受体），以减少空气通过呼吸道时的阻力。数以百万计的哮喘病患者每天都在用一种辨识度高的蓝色吸入器吸入这种药物。我们使用了有效的类固醇药减轻默文呼吸道的炎症，还用其他药物分解黏液的蛋白质结构，从而清除他细小呼吸道中的阻塞物。不幸的是，他的情况未见好转。我们只好下一剂猛药，将他体内的一种关键酶——磷酸二酯酶——灭活，以松弛他的呼吸道肌肉。这种药你很可能在早晨喝过：咖啡因是一种天然的磷酸二酯酶抑制剂，在没有医疗机构的农村地区，人们可以利用它舒缓紧绷的肺部。[7]嚼食速溶咖啡可能不是什么让人愉快的经历，但对患有严重哮喘且无法获得帮助的人来说，这的确可以挽救他们的生命。这种新型类咖啡因药物对默文的确有帮助，最终他紧绷的肺部变得松弛。

尽管默文的病情一开始有所好转，但短时间内又再次恶化。这一次，无论我们用非侵入性器械给他提供多少额外支持，都不管用了，我们别无选择，只能给他接上生命维持器。就在我们准备导管、设备和药品时，我听到他的家人从我身后进来的声响。默文的妻子和侄子来得正是时候。在与他们交谈过后，我们把手中的药品、设备和导管放下。默文眼看着就要死了，而我们没有给他接上生命维持器，为什么呢？

起初我以为，我们可以先用机器支撑默文的肺部功能，如此便有时间诊断究竟是哪里出了问题，然后对症下药。但这种想法错了。我们不是要治"病"，而是要治"他"。我们应该治疗默文。弄清楚重症监护室里谁是老大，这点对我们很有帮助。老大不是医生、护士甚至家属，也不是医院管理者和医疗法庭的法官。老大是病人。当病人病入膏肓，他们绝少有能力考虑或表达自己的愿望。所以，家属才成为探求病人想法的最佳中间人。默文的妻子和侄子向我讲述了默文的肺病是如何在过去几年间不断蚕食他的生命，诸多细节令人动容又哀叹。他从前是一个强壮、孔武且自信的男人，如今已枯萎成了甚至无法走出自己屋子的病人。

我们很难想象危重患者在患病前曾有过截然不同的人生，病愈后也可能会过上迥异的生活。在默文这般脆弱的时候照顾他，我从未想到他拥有精彩的过往。多年来，他一直追求健康上的完美。他这十年来都是业余健身者，他毫不费力地在当地工厂里把重面粉袋投来掷去，朋友们几乎都要叫他"怪胎"了。多年以前，默文曾是顶尖运动员，他在一次游泳比赛中击败对手，这位对手仅在两年之后就摘得奥运会铜牌。他年轻时还是个出色的音乐家，疾病迫使他重拾这一兴趣。默文曾想过横亘在自己前面的是呼吸困难的未来，也曾告诉家人若病情继续恶化，自己不愿苟活。他不愿被施救，也不想被安上生命维持器。默文想要的是维持一定的身体状况，能让他继续沉浸在热爱的事情中。

自被诊断出慢性阻塞性肺病以来，健身对他来说已经是不可能的事了。他将自己的热情从塑造身体转移到雕刻木头上，木工占据了他生活的很大一部分。有一次，默文花了几个月时间，以坚硬的美洲郁金香木和枫木为材，手工雕刻了一匹美丽的木马，他用自己死去的爱犬梅根为它命名。当他的肺无法提供完成木工所需的呼吸量时，他就停下去干别的事。默文有一把樱桃色的1965年版霍夫纳超薄吉他，20世纪60年代时曾跟随他去过数百家俱乐部，当时他的声音洪亮又动人。作为四人乐队的首席吉他手和歌手，默文曾与许多知名乐队同台演出。不幸的是，他的吉他在70年代弄丢了，妻子秘密计划重新寻回那把吉他，终于在一个寒冷的圣诞节找到了，那时他的呼吸情况已每况愈下。吉他表面布满划痕，已经超过40年无人抚奏，但仅几周之后，默文就重新爱上了自己创作音乐。热爱转化为激情，给了他继续活下去的理由。

我们把本用于给默文安上生命维持器的药品和设备收了起来，那天晚上我回到家里，把默文的故事告诉了家人。第二天一早，我怀着一种预知的悲伤走进医院，以为会看到一张空床，默文曾躺在上面与死神搏斗。为了改善他的病情，我们把能用的药和治疗方式都用了。虽然无法逆转他的慢性肺病，但我们仍有一丝机会让他的病情不再恶化。不幸的是，早上的几个小时里，他的情况看起来不太好。默文血液中的氧气含量水平极低，二氧化碳含量又很高，这样十分危险。所有治疗均未奏效。

然而，当夜色褪去，曙光重现，事情起了变化。兴许是类固醇开始起作用，或是他做的理疗产生了效果，又或是别的什么原因。默文的情况在好转。那天清晨，当我走进病房时，看到他睁着眼睛，他的妻子正握着他的手，他说想喝杯早茶。

几个月后，我到默文家去拜访，他看起来完全不一样了。没错，他跟我打招呼时呼吸仍不顺畅，但在可控范围内。环顾屋内，满是他患上肺病的证据：不同颜色的吸入器和一组急救用的类固醇，以防慢性阻塞性肺病再次发作。默文在重症监护室里接受了 4 天的非侵入性通气治疗，随后又在医院的普通病房里待了两周。他心里清楚，下次肺病发作不会隔很长时间。但至少不是今天。我喝茶时，默文坐在他最喜爱的靠椅上，告诉我他下周要去参加一个康复课程。他决定参加一个为期 6 周的训练计划，能让他不间断地前行 50 米距离，他已经好几年没一次性走这么远了。说话时，我留意到他的右手少了一根手指，那是很久之前的一次工业事故造成的。

"我不识谱，而且手指也不齐全了，"默文对我说，"所以我只能以自创的方式来重新弹吉他。"

我笨拙地把他的吉布森·莱斯·保罗电吉他套在身上，默文则拿出一把漂亮的手工原声六弦吉他。他的手指毫不费力地在琴弦间跳动，弹奏出埃里克·克莱普顿[1] 的《泪洒天堂》。

"你想学吗？我知道当医生是很忙的，但还是让我教教你吧。"他说道。

我简直不敢相信自己刚刚看到和听到的一切。为什么医生是一份令人惊喜的工作，这就是原因所在。不是那些机器，不是工资，也不是退休金。是人。是像默文这样的人。我们把他最想要的东西给了他，他可以为自己而活了。多亏我们遵从了他内心的愿望，这一切才能成真。重症监护能做很多事情，但它只应该做正确的事情，做病人希望的事情。

2011—2015 年，我在兰道医院的一间小型重症监护室里固定值夜班。这家医院创立于1912 年，成立之初是呼吸道专科医院，治疗从癌症到肺结核的各种肺部病变。它在早期的医学研究中起到了重要作用，这一点我们接下来就会看到。这家医院的职能随着时间推移不断发生变化，打仗时是收治战俘的战时医院，最近则化身为精神健康治疗中心，但对许多人来说，它那条长达一公里、由表现其历

---

[1] 埃里克·克莱普顿（1945—   ），英国著名音乐人、歌手、吉他手，曾获18 项格莱美奖，《泪洒天堂》是他的经典曲目。

史的油画所装饰的长廊才最让人记忆深刻。那 3 年里，我每次都顺着这条有箭头指示的小道跑到快心脏停搏，这当然有助于我保持健康，但若是病人过世，从这条路走到呼叫室对我来说就变成了漫长又孤独的行走。

如果夜班比较平稳，那么第二天一早我便有时间去附近的实验室培植败血症免疫细胞，这是我研究的一部分。多亏了待在这里的日子，我拿到了自己的博士学位，医学研究至今仍在我的人生中占据重要位置，现在，我与一群出色的研究型护士以及同事马特·怀斯博士一道，在包括心脏停搏、败血症和营养不良在内的各种领域中进行临床试验。

在过去 250 年间，医学走过了一条漫长的道路。以前，大众认为临床实践仅由不科学的趣闻逸事组成。多亏了同样在兰道医院工作的一位医生阿奇·科克伦，一切已大不相同了。阿奇是 20 世纪 70 年代流行病学革命的先驱，他将随机对照试验（RCT）推广为进行医学研究的最佳方法。[8] 今天，我们尽力使用这种研究设计来协助指导在什么时间，针对哪些患者，应该使用何种治疗方法。在寻找棘手问题的答案时，随机对照试验为我们提供了科学和方法上的严谨性。这些试验将病人分成两组，给其中一组提供"真正的"试验性治疗方式，给另一组仅提供"安慰剂"。（有些试验会给两组病人都使用有效药，以确定哪一种药效更好。）哪些病人得到什么治疗完全是随机的，正常试验都是在盲审下进行，无论是病人还是照料病人的工作人员都不清楚哪一组接受的是什么治疗。研究人员使用强大的统计技术对结果进行分析，这种技术可以消除任何数据偏差，因此研究者能够信心十足地确定疗法是否有效。

这种试验设计被认为是最耐用、最可靠的。但是，我明天走进重症监护室所做的 90% 的治疗都不是基于这种水平的试验证据。[9] 这方面我并不是孤例，医生日常做的许多工作都仅仅是环境或传统的遗产。尽管我们为病人的最佳利益努力，但若没有进一步的研究，我们通常不能肯定治疗方式是否正确。明天，我会用自己的手和听诊器检查所有的病人，但令人惊讶的是，几乎没有研究可以证明这些手段是有效的。如果听诊器是当今世界的发明，它很可能不符合目前的医疗器械审批标准。[10] 然而，由于传统、文化以及人们直觉认为研究并非确定最佳治疗方法的唯一要素，医生们继续使用听诊器。

就算日常工作中的某些实践的确基于某些试验证据，这些证据也通常是薄弱的，即便在最好的情况下也容易产生严重的偏见。并非所有的试验设计都像随机对照试验那般经得住考验。举个例子，我们理所当然应该用抗生素治疗所有严重感染病人（目前正是这样做的，也应该继续下去），但这背后的研究证据并没有那么站得住脚。这一治疗其实是在回顾以往碰巧注射或没注射抗生素的病人群体的状况后，总结出来的。长时间监测这些病人的病情，我们会发现，那群注射了抗生素的病人更有可能存活下来。但若没有包括样本随机在内的严格试验方法，这一结果的出现可能只是因为治疗这群病人的医生技高一筹，或者这些病人本来就没有病得很重，又或者他们的隐性疾病相对较少。换句话说，虽然在这些回溯性研究中，注射了抗生素的病人群体存活数更大，但这可能并非直接由抗生素导致。抗生素不过是其他因素的一个替代措施，这些因素就是所谓的共同初始因素。

再举个例子，有一份报纸 A 和一份报纸 B，如果你更爱读报纸 A 而非 B，那你患上心脏病的概率会高出许多。这并不直接与报纸有关，而是因为那些喜爱阅读报纸 A 的人相比阅读报纸 B 的读者，更可能是抽烟、肥胖或是年长群体，此外他们还拥有其他共同初始因素。由此可见，努力寻求像随机对照试验那样的研究型试验设计，消除混杂因素是多么重要。

医学界内部已经意识到，某些治疗领域缺乏高质量的试验证据支持。我们有时发现自己在盲目地进行医疗实践，并不是因为缺少改变的动力，而仅仅是因为临床试验的复杂性、高成本和伦理问题。现如今，研究理应成为重症监护医学的核心，不该再被置于边缘，而且必须得到政府强有力的支持。临床试验背后的伦理问题也须向公众释惑，我们也应招募和培训更多的研究人员。但当医疗系统承受巨大压力，而人们又紧盯着自己对医疗的即时需求时，这一切都很难实现。

冬天来临时，我会更加警觉。今年的情况会有多糟？有多少病人会因为流感而命悬一线？我的孩子们打好疫苗了吗？之后，就算到了圣诞节广告下线，复活节蛋逐渐出现在商店货架上的时候，医院仍然会因冬季疾病的余波而人满为患。无数报纸文章已经直接将"冬季危机"称作"大危机"。[11] 于是我们不禁要问，当值班的医务人员照顾不了这么多病人时，为什么我还坐在办公室里筹谋什么研究？为什么我不去与同事们一道战斗在一线，而是在管理重症监护临床试验？为什么本就不足的资金还要花在生产毫无用处的安慰剂糖丸上？

许多人认为，在医疗系统承受如此高压的情况下，医学研究不过是个漂亮的附赠品，只有当整个系统运行良好时才能进行研究探索。他们大错特错。医学研究对病人、医务人员和整个医疗系统来说，都必不可少。在重症监护医学中尤其如此，因为在这里，仅有十分之一的治疗方式是基于最高质量的试验证据得出的，[12] 剩下的可能无效、浪费，甚至引发未能预料的伤害。然而，相较于培训一个能参与医学试验、造福未来无数病人的护士，多培训一个重症监护护士要简单得多。

如果你参与一次临床试验，哪怕只是接受安慰剂，你幸存下来的概率也会变高。如果你入住的医院是从事医学研究的，你也更可能存活下来。[13] 扶持良好研究的环境有可能令医务人员之间沟通更佳，职位空缺更少，工作满足感更高。来自不同医院的专家共聚一堂，通力合作，这能防止他们陷入冲突，彼此倾轧。在医院，勤洗手和健康教育构成了工作的核心部分，研究也理应位列其中。研究是供我们安全提高医疗技术、寻求治疗病人的更好方法的手段，它可能是我们最有效的药丸。

尽管如此，在研究资金投入与临床一线医疗资金投入之间，在公共意识提升举措与质量提升的医疗措施之间，仍然存在紧张关系。一些本以提高知识水平为目的而建立的大学，如今只着重能够盈利的研究生课程，而将科研视为"钱打水漂"。政府竞选活动一般都大声疾呼，要求提高公众在早期癌症诊断和败血症识别等领域的认识，这确实没错，但如果医生缺乏行之有效的治疗方法和诊疗程序，那他们能做的事情也不多。

1999 年，英国有 190 人不幸死于脑膜炎球菌病。快进到 2016 年，则仅有 10 例死亡病例。你可能会将死亡数降低归功于高调的媒体宣传，媒体告诉父母如何把玻璃杯压在皮疹上以判别该皮疹是不是脑膜炎球菌性质的。但这种想法是错误的。事实是，研究团队通过艰苦努力，消耗大量资金和时间，研制出安全、有效的疫苗，为挽救这些生命做出了巨大贡献。[14] 研究确实很重要啊。

然而，通过以危重患者为关注焦点的研究来改善医疗状况其实挺难的。光是高死亡率和负面事件就足以在临床试验报道中增加巨大的管理负担。重症监护转移的时间节点并不是规划好的、可预测的工作流程。三分之一的病人是在夜班时间转入的，若没有 24 小时的研究服务，病人就会错过加入临床试验的机会。再说远点，征询病人同意再将其送入临床试验的标准流程，对大多数病危和处于无意识状态的病人来说已经不合适了。举个例子，我们病房参与了一个大型国际临床试验，旨在测试像法官那样的心脏停搏病人体温降低到多少度能取得最好的治疗效果。[15]这一冷却处理必须在病人送抵的数小时内迅速进行，通常是在深夜，而这些病人都处于深度昏迷状态，无法首肯参与试验。我们也有替代的办法，比如请病人的一位家属同意（更准确地说应该是**准许**），这有可能完全是不道德的，因为这名家属可能才给送进医院的爸爸做了心肺复苏。这个出于好意的想法也许反而增加了家属在巨大危机中所要承受的压力。而且，在如此有限的时间内做决定，对真正的知情同意来说肯定是不够的。

那我们该怎么做呢？难道我们要持续使用基于低质量证据的治疗方式？难道我们只能双手合十，祈祷这些治疗带来的益处大于伤害？这对癌症病人来说是无法接受的，因为他们极大程度上获益于近 50 年来的医学研究。类似地，对那些病情最严重、最脆弱的病人来说，这种自由放任的态度和无法解决棘手问题的失责是远远不够的。

我们利用延后同意来协助消除研究中的这种不平等。在未经病人事先同意的试验中，经过广泛的伦理和法律审查后，病人可以在首肯之前接受治疗。我们会尽早在适当的时候取得家人的准许（批准），而不是在他们震惊于突如其来的坏消息时让他们做决定。家人可以协助我们评估，如果病人能够自己做决定，他会有怎样的选择。如果患者在治疗过程中好转了，我们也会在征求他的同意后再继续试验。

未经事先同意的研究会引起许多担忧，因为它削减了个人的选择，由此侵犯了个人自主权。然而在某些情况下，这种情形是必不可免的，在解答重要的研究问题时也是如此，这能避免给病重者的治疗造成有害延误，也避免给十分焦虑的病人家属增加负担。采用延后同意方式的试验已经对全世界那些病情最重患者的治疗产生了真正、切实和长期的积极影响。[16]

就算我们进行了高质量的研究试验，一些人还是会怀疑，试验结果赖以争论、选择和传播的整个系统本身就是错误的。医学的发展停滞了。如今，我们进行临床试验，计算出试验结果并撰写科学论文。为了传播，我们会把成果发表在少数几种医学期刊中的某一本上，但其实每种期刊都有其研究品位、刊载动机，与制药行业有着不同程度的联系。据估计，超过一半的研究未能完成，三分之一的试验数据未能发表。[17] 即便在成功发表了的论文里，读者超过两人的也只占一半。[18] 而且，期刊更倾向于发表有积极结论、由知名团队操作、由西方国家的男性写就的论文。这种选择倾向带来了更多的偏见，即发表偏差。故此，最后我们看到的成果已经是翻倍的偏差了，而我们正是依靠这样一种极为脆弱的基础来决定如何治疗病人。

医学界不应该接受这种有选择性的发表机制。《英国医学杂志》的前任编辑主张，整个医学期刊行业都应该解体。[19] 由本·戈达克里博士领导的强有力的"试验到底"运动，就旨在揭露临床试验数据丢失、操纵和隐藏等问题。时代确实在变化（虽然变得很慢）。我希望，某一天医学界能利用不断进步的自动化研究技术，造福全人类。

我和海伦一开始相处得并不愉快。我在卡迪夫海岸附近的兰道医院初次值夜班时第一次见到她，而这次见面以她朝我怒吼结束。当然，全是我的错。兰道医院的重症监护室十分安静，病人很少。我当时担心在这样一个小地方工作学不到什么东西。结果证明我大错特错。与像海伦这样的病人相处，我上了生命中最珍贵的几堂课。其中一堂就是作为重症监护室医生，沟通是多么重要。

　　高效的团队合作利用沟通交流实现医患互信，但监护室环境极具挑战性，就连实现这一最基本的人类需求都很难。在医学中，沟通是最具风险的事情之一。通常的情况是，"你说出口的不是你想表达的，别人听到的不是你说的，他理解的不是他听到的，他做的不是他理解的"。在医院里，沟通简单的信息也会变得复杂。一场沟通可能会吵吵闹闹，匆匆忙忙，压力重重。重症监护团队是因为一次急救事件才聚在一起的，成员们之前可能从未见过彼此。已故的英国杰出医生凯特·格兰杰博士就认识到了这个事实。[20]在不幸罹患癌症并于 34 岁那年早逝之前，她从自己身为病人的经历中获得了许多简单却极具冲击力的洞见，并留给了世界。格兰杰在病床床帘两边都待过，她留意到极少有医疗人员愿意向作为病人的她介绍自己的姓名。在繁忙的医院里，忽略这种简单的信息沟通可以理解，但对患者而言，却可能带来灾难性影响。格兰杰发起的"你好，我的名字是……"运动就旨在提醒我们所有人使用这种简单的开场白。我当晚值班伊始就掀开海伦病床周围的床帘，想跟她交流这个信息。我把头探进帘子中，说道："你好啊，我是马特，新来的医生。"

　　"滚！"这就是她抛给我的答复。

　　海伦是重症监护室里的少数几个长期病人之一。自我两年前初次见她以来，她一直戴着呼吸机，不分昼夜。虽然数据并不精准，但据说英国有大约 3 000 个居家病人需要配备呼吸机。[21] 海伦变成现在这样，源自多年前的一场交通事故。她的脊柱严重受伤，这意味着她从一个 20 多岁的健康女性变成了余生必须待在轮椅上的人。雪上加霜的是，几年后的又一次事故加重了脊柱伤害。我就是在这时遇到她的。

我们呼吸的能力不只依赖健康的肺功能。尽管微小肺泡承担了气体交换的任务，但吸入空气的物理行为需要横膈膜、神经和肌肉共同运作。海伦第二次受伤后，她的脊髓已经无法再将信息正确地传达给膈膜。这些脉冲通常沿着靠近脊柱顶部的第三、第四和第五椎骨间隙的神经传播。这几节椎骨再往下就是操纵手和胳膊运动的神经了。海伦的脊髓损伤程度已经很高，她无法再移动自己的胳膊、双手、双腿，甚至她的横膈膜。她需要借助机器来帮她呼吸。

尽管海伦安上了生命维持器，但她的内心世界仍一如既往。她能清晰地思考，视觉、听觉也和正常人一样。她喜欢和讨厌的东西也没有变化。与戴着呼吸机的她进行沟通挺难的，我们给她做了气管切开术，部分目的是帮助沟通，同时也希望能提升她呼吸的力量，令她摆脱呼吸机。

对任何接上呼吸机的人来说，哪怕仅使用一天，脱离呼吸机重新自主呼吸也会变得很难。患者进入病危状态几个小时，肌肉就会开始萎缩，同时伴随持续咳嗽，这些都会显著阻碍病人脱离呼吸机。[22] 这就像是跑马拉松，重新自主呼吸需要接受大量的物理训练。在开始实施任何脱离呼吸机的方案之前，首先应该尽一切可能解决潜在的治疗难题。这跟第一次上私教课差不多，我们会研究训练中出现的任何障碍，可能包括心脏虚弱、痰液过多、过度肌肉无力或营养不良。在这之后，我们就可以开始真正的训练了。

在训练海伦的过程中，我们逐渐减少呼吸机给她提供的帮助。每一天，我们都会把呼吸机提供的额外气压降低1厘米水柱。经过几周的艰苦训练，海伦的呼吸机支持水平需要再次上调。她的肌肉非常虚弱，她的咳嗽起不了任何作用，黏稠的脓液不断在肺部积累。我们的治疗又回到了起点。

医学界有个共识，不同的人对身体训练技巧的反应有所不同。我一个医学院的老朋友将当时热门的个人基因组学应用到基于遗传蓝图的定制化训练计划中。仅通过对你的一份唾液样本进行分析，他的基因测试公司就能帮助预测高强度训练是否合适你。我们正在通力合作，研究这一突破性技术的适用性，试图将以前价格昂贵的基因测试直接运用在那些面临此生最大挑战的病人身上，他们有一场命悬一线的硬仗要打。

多亏了这一变化，我们给海伦尝试了一种新的脱离策略，包括在短时间内去除几乎所有呼吸支持。这些"冲刺阶段"起初只可能进行几分钟，但很快便能延长到一次超过一个小时。不幸的是，当寒秋转为严冬，海伦离这场赛跑的"终点线"仍然很远，所以我们只能更换训练的"赛道"。

我和海伦第一次见面时，她之所以朝我大吼，是因为我破坏了一条基本原则。我把她当成了病人，而非人。如果邮递员打开我家前门，爬上楼梯，掀开我的浴帘，然后递给我一封信，我也会朝他大吼的。我对海伦做的事和我举的例子本质上没有区别。兰道医院的小小重症监护室就是海伦的家。她在那里待了两年，戴着呼吸机，等待家里的新房盖好。那时，我们几乎可以肯定海伦在余下的人生中离不开呼吸机了，她没能跑完自己最初一直刻苦练习的那场"赛跑"。虽已尝试数年，但她的身体还是没有恢复到能彻底摆脱呼吸机的状态。于是我们改变了训练目标，也改变了这场赛跑的规则，我们希望能将海伦安全地送回家。胜利现在意味着在继续使用呼吸机的状态下，争取生活自主性。

我事先没打招呼就在海伦的私人时间里拉开她的床帘，侵犯了她的隐私，以及她对自己生命仅剩的一点点控制权。我再也没做过这种冒犯的事，海伦和我很快就成了好朋友。我们同享欢乐，也共历磨难。她会嘲笑我的粉红色衬衫颜色太亮，我则会向她倾诉极少与别人分享的人生故事。我在生活中每每遇到身体方面的艰难时刻，就会想起海伦。

记得某个夏天一场越野赛的中途，我脑海里让自己保持双腿向前移动的想法是，海伦哪怕只是为了感觉一下我跑步时的那种疲惫感，也愿意倾尽一切。遗憾的是，距新房建好还有数周时，海伦过世了。我觉得重症监护室中极大一部分也跟着她一起离开了。

承认医学研究和人类思维方面的挑战，让我们得以赞美一个事实——重症监护从未像现在这样安全、成功和划算。败血症是人们被送入重症监护室的主要病因，相较 15 年前，现在你患该病后幸存的概率几乎翻倍。[23] 如今你在社区里出现心脏停搏后，能安全返回家中的概率比 10 年前提高了 25%。[24] 我们能将氧气直接注入衰竭的心脏，也能让丧失肺功能的病人存活超过一个月。我们能让外科医生实施过去难以想象的手术，包括心脏移植和面部移植。每天，我们都会用超声波检查病人的肺，把直径仅为 1 毫米的针头插入病人的血管、器官甚至大脑。重症监护的世界正在改变，整个医学界也是如此。肺仍是敞向世界的窗户，但它们需要医学研究和人类思维改善所带来的新鲜空气。拥抱这些新的研究方法带来的益处以及批判性思维带来的洞见，医学世界会变得更加丰富，患者也会获得更好的服务；再次处理默文和海伦面对的那类难题时，我们也会将真诚的沟通放在第一位。

第六章　脑

机器里的鬼魂

若谈及医疗能做之事与应做之事之间那条界线，我通常会想起患有严重慢性疾病的年长、虚弱病人。他们出现看似具有可逆性的状况时，我内心却常常怀有不确定。他们的问题或许可以在短期内治愈，但这些问题对病人未来的影响却难以估量。对于幸存的概念，即在重大疾病治愈后留下的长期影响下继续活下去，家属比我们这些专业医疗人员有更好的理解。我们眼里的成功一直以来都只是让病人在出院时维持活着的状态，但这不是病人或其家属心目中的成功。他们想要的是回归独立自主、自由行动和充实满足的精神与生理生活。病人想要的不只是狭义的生存概念，而是更宽广的生存，要拥有可以接受的生活质量。

对脑损伤结果的预测充满不确定性。我曾告知一些家属，病人康复到足以过上有意义生活的机会渺茫，但我也不止一次收到痊愈病人发来的视频。视频里的"病人"在踢足球或下棋，玩得比我还溜，看得我既高兴又沮丧。高兴是因为我为这些病人做了正确的事，沮丧是害怕一直以来对其他病人病情的估测过于悲观。

那些虽然幸存但严重残障的病人也一样使我震动。重疾恢复不佳带来的冲击可能会破坏病人的家庭关系、婚姻、情感幸福和财务安全，这些都是我们所谓的"成功"带来的后果。此外，还有更具破坏性的影响。这些代价是我们可以接受的吗？我不知道。

史蒂文的爱人握着他的手，这幅场景温馨又似曾相识。病床上方的彩色监视器显示出一组完美的观察结果——他的心脏每分钟强有力地跳动60次，肺部运转良好，所有血液检查均正常。史蒂文的爱人简直不敢相信，她的伴侣、他们5个月大的女儿的父亲，一个小时以前"去世"了。怎么会这样？就在12个小时之前，史蒂文还在工作。成为新手奶爸的挑战对史蒂文来说是很真实的，数周的无眠之夜，无休无止换尿布，耗损了他的心力。史蒂文累了，他的头有些抽痛。对许多试图在繁忙的工作与家庭生活中谋求平衡的新手父母来说，这种情况听起来很耳熟。

那天早些时候，爱人准备带女儿外出去透透气，史蒂文跟女儿道了声再见。但这是史蒂文的女儿最后一次听到爸爸的声音。爱人带着女儿回家后，发现史蒂文倒在厨房地板上。她努力想把史蒂文唤醒，但徒劳无功。最终史蒂文被送到了急诊部，他已经陷入深度昏迷。

我们会用一个叫格拉斯哥昏迷量表（GCS）的分级量表来评估患者昏迷的程度。这个量表是 1974 年由詹内特教授及其实习生蒂斯代尔博士（如今是格雷厄姆爵士）在格拉斯哥一个全球领先的脑损伤研究中心制定的。[1]格拉斯哥昏迷量表目前仍然是判断病人意识水平变化的最常用方法。量表的总分是 15 分，最低分表示病人处于无法说话、无法睁眼的状态，即使对病人的眉下骨施加巨大压力，他也不会睁开眼睛、不会动。我们把史蒂文的得分加在一起，他得到的是最低分，1+1+1=3。他处于昏迷状态，我们却找不到原因。

昏迷可能是由大脑内外部的诸多问题引起的。常见的外部原因包括处方药或非法毒品的影响，肝衰竭或肾衰竭引发的高浓度毒素，体温过低，肺衰竭引发的高浓度血液二氧化碳含量以及水和电解质失调等。我们给史蒂文做了基本的测试，但结果证明他不存在上述任何病况。

在颅骨内部，也有许多疾病会引起昏迷。虽然癫痫发作通常会导致身体出现反复的剧烈抽动，发作之后，大脑会出现一段被称为"发作后阶段"（postictal phase）的停顿期，"ictal"（发作）一词源自拉丁语"ictus"，意为猛击或打击。处于这一阶段的病人仍然是无意识的，他们的大脑正努力从极度严重的电风暴中恢复过来。其他一些罕见类型的癫痫发作也会引发意识丧失，病人身体不会做出任何动作。血管阻塞导致大脑供血不足（缺血性中风），尤其是大脑底部的血管阻塞，也可能引起昏迷。脑部逐渐积聚体液，而这些体液受感染或脑组织本身受感染都可能导致患者陷入昏迷状态。

史蒂文突发晕厥的故事与上述情景都不相符。在医学中，病人的经历与他所做的各项检测一样重要。只有当经历、检测和病人全都匹配时，我们对他的诊断才像人生的数独游戏一样确定。当你弄明白这里头究竟是怎么回事时，就好比知晓神奇魔术机关的秘密一般，了解了惊人的真相。有时我们永远弄不清楚真相，无论如何努力，每行每列的数字总是不能匹配。说回史蒂文，我们担心的是他的大脑在自发性出血，不幸的是，这场数独游戏的网格似乎完美对齐：经历吻合，他的头部扫描和临床检查也支持这一结论。

在照顾史蒂文的初始阶段，当务之急是减少任何进一步的伤害。陷入昏迷本身并不特别具有危害性，但昏迷过程中可能发生的情况则会要你的命。回想一下你上次喝水或吃薯片时呛到。咳嗽这回事你父母肯定没教过你，打你出生起，迫使横膈膜收缩以抑制部分闭合的声带的冲动——其实就是咳嗽——对你来说便是自然而然的事情。食管就处于气管的后面，两根管道完全挨着，进化中的这件怪事很难称得上是"智能设计"。然而，这确实能让我们祖先的声带处于颈部较高的位置，从而增强了发出新声音的能力。正是这种设计让我们得以发声，所以尽管增加了窒息致死的风险，它的优势却大于弊端。

处于昏迷中时，脑干无法开启上述自主的救命反应。再加上脑损伤导致其胃部无法排空，史蒂文干净的肺部就会面临风险。你或许听过一些故事，某人喝醉了，在睡梦中呕吐，结果窒息。同样的事可能在脑部受伤后发生。我们需要对史蒂文的气管做插管以保护他的肺，这样就算他真呕吐了，呕吐物也不会通过气管伤害到他的肺。如此我们才能争取到时间，来看史蒂文能否生存下来。

尽管处于昏迷中的人减少了咳嗽反射，但是气管插管的过程仍会产生极大刺激：声带随时可能做出反应，导致插管困难，而且病人的肺部可能因收缩太紧而无法利用呼吸机通气。所以我们会在插管前用强劲的镇静药让病人陷入更深程度的无意识状态，同时注射预防肌肉收缩的药物。

迈克尔·杰克逊是证明医生最常用的镇静药物丙泊酚有效的例子。丙泊酚是 1976 年由英国帝国化学工业有限公司发现的，由于其安全、可预测且效果良好，它的发现彻底改变了麻醉剂的使用。与其他药物一样，丙泊酚的包装中附有"消费者信息单"，但它是处方药，只有经过适当培训的人员才能使用。就算核反应堆附带包含插图的分步装配指南，但需要指南才会装配这一事实已经意味着你不太可能是合适的装配人选。在康拉德·默里医生为杰克逊注射丙泊酚后，这种白色乳剂的副作用杀死了这位世界上最伟大的流行乐明星。[2]

默里医生给杰克逊注射丙泊酚，导致后者陷入深度无意识状态，这位流行乐之王或许正渴望如此。但注射其实是简单的步骤。下一步，也是至关重要的一步，便是时刻确保病人安全，而这正是默里医生未能做到的。他留下杰克逊独自一人，自己去了洗手间，[3] 杰克逊的床边没有一对一的专家确保他有足够的呼吸，也没有熟练的护士仔细将药物缓慢注入他的静脉，以维持镇静所需的适当药物水平。杰克逊不是身处重症监护室或手术室，这些地方经过精心设计，能够安全使用该药物。事实是，他躺在一间卧室里，一个人待着，结局就是，当他的氧气吸入量跌破谷底时，引发了心脏停搏，他死了。

在我们给史蒂文调制的保证他安全的治疗鸡尾酒中，麻痹剂和镇定剂一道构成了这杯酒的第二层。麻痹剂是一组迷人的药物，它们是由圭亚那的马库斯族印第安人从植物材料中提纯得来、并命名的。这些药物分子最初被沾在带尖头的毒镖上，以使猎物瘫痪，一旦进入肌肉，它们就会像钥匙插入锁中一样坚不可摧。它们完美地填补了在神经与骨骼肌的连接处、为神经递质乙酰胆碱设计的蛋白质受体的缺口。药物能屏蔽蛋白质受体接收任何正常信号，由此阻止所有自发性肌肉收缩。

仅在极少数情况下，医生不会同时给病人注射麻痹剂和镇定剂。若不同时使用二者，很可能在麻醉时引发可怕的意识综合征，病人虽然在手术中仍无法移动、眨眼或尖叫，但意识完全清醒。多亏了医务工作者相关意识、教育的提升，以及能显示手术中病人意识水平的检测设备的广泛使用，这种情况已经很少见了。现如今，你在去医院路上被公交车撞上的概率都比手术中恢复意识的概率要高。[4]

我们利用这些药物，将一根塑料管插入史蒂文的气管里，这样他的肺就保住了，做完手术，我们将他转移到安全的重症监护室里。当史蒂文的脑部扫描最终报告送到我手上时，他的未来就像一部我已看过数百遍的老电影一般在我脑海中回放。他大脑前部的大血管发生断裂，出现大出血症状。不幸的基因遗传特征、高血压以及包括吸烟在内的生活方式等因素相互作用，导致 5% 的人会出现血管或动脉瘤扩大。但仅有极少数人会发生大出血，我们无法预测谁会这么倒霉。

给大脑供血的细小血管若有出血症状，可能导致脑损伤。史蒂文的大出血源自大脑前部的动脉，该动脉破裂会导致血液积聚在大脑最内层，这里通常是脊髓液流动的地方。这种状况被称为蛛网膜下腔出血，发生在围绕大脑的

（蜘蛛状）蛛网膜层下（部）。

在硬脑膜组织下面一层与最内层之间的出血被称为硬膜下出血。这一层内的血管其实不是动脉，而是薄壁血管。这种出血一般发生在服用血液稀释类药物的患者以及大脑较小或已萎缩的酗酒者身上。我记得很清楚，有次人们把一位无家可归的老妇人送进医院，认为她是醉酒昏睡，其实她是遭遇了严重的硬脑膜下出血。

继续看下一层，我们的大脑在颅骨和脑部外表层之间有一个布满血管的较大空间。这是额外的（外部）硬脑膜空间。若颅骨骨折，尖利的骨刺刺穿动脉厚壁，这个区域就会发生出血。用一根撬棍快速敲击人的头颅能极为有效地引发此类流血。脑组织本身也会出血，我们称之为脑实质出血，通常系了安全带的车祸受害者在车辆突然减速的时候会发生这种情况，高血压患者在毫无预兆的情况下也可能出现脑实质出血。

偶尔我们也会接收陷入深度昏迷的车祸受害者，其脑部扫描没有显示任何脑出血的证据。可惜大脑扫描图像显示的只是大脑的图形，人之所以为人，正是因为大脑这个器官复杂而精细，无法通过光影像素呈现出来。扫描图像无法告诉我们关于大脑正常功能的全部故事。如果在高速车祸事故中出现极端的加速力或减速力，神经纤维会被拉伸，神经之间的联结由此被破坏。这种损伤被称作弥漫性轴索损伤，它很难通过普通的扫描识别出来，深入的磁共振成像（MRI）扫描有时能发现这种隐藏的损伤。

史蒂文的大脑扫描图像中代表血液的鲜亮白色几乎占了颅腔的一半，而且阻塞了脊髓液通常向下流至脊髓底部的出口通道。这些液体失去了流出通道，导致史蒂文颅内压力极高，也让血液无法流过颅底。已有证据表明他的大脑底部正拼命通过挤压颅骨底部的小骨孔来缓解这种压力，但这给脑干——大脑中对人的存活至关重要的部分——造成了更多伤害。

对有些病人来说，做手术能解决这个问题，但不幸的是，这对史蒂文来说为时已晚。那天我们什么都做不了，只能看着他的身体垮掉。动脉瘤大到这种程度，病人故去只是时间问题。若不是那天，也可能是第二天或第三天。自发生出血那刻起，史蒂文就已经感知不到自己的未来以及任何程度的疼痛了，他的家人在家属室里焦急地等待，而这是我们可以给这个刚组建的家庭的唯一慰藉。

像史蒂文这样悲戚的例子，医生处理过无数次。因此，毫不奇怪，公众普遍会问这样一个问题："你是怎么应对这样的事的？"就我而言，工作与生活之间的界限非常模糊，我几乎无法将它们分开。当人们处于一生中最私人也是最痛苦的时刻，与他们共处给我带来了深刻而永久的影响。这一点甚至蔓延到我生活中看似微不足道的地方。比如，我穿衬衫时永远会卷起袖子，因为在重症监护室我们每天都这么做，以减少感染。

从更深的层面来说，当亲朋们跟我述说自己相对较轻的创伤时，我很难表现出同情心。与我日日夜夜处理的病情相比，这些小病小痛其实无足轻重。除非你陷入昏迷或者没了呼吸，不然我实难提供任何帮助，无论是实践上的还是情感上的。与此同时，如果工作时我把手伸入某人出血的胸腔，数小时后回到家中给孩子处理小伤口时会不可理喻地小心翼翼。我人生中的各个角色之间尚未存在界限，一旦界限出现，一切将泾渭分明。

之后我们再来细说史蒂文的故事。我们会探讨活着和死去究竟意味着什么，对一些人来说，死亡并不意味着他们在地球上所扮演角色的终结，他们的角色或许会以一种奇怪的方式延续下去。在史蒂文死后，我们对他和他家人的照料并未结束。他死亡后 24 小时，我们仍在照顾他；从某种意义上说，我们对史蒂文的关心一直延续到今时今日。

乔的故事与史蒂文的差不多。他是个典型的青少年，某个周六晚上在一场"斗殴"后被送进了医院。他对获胜有偏执般的热爱。乔每个周末都会打架，有时一人单挑四个，朝对方的脸和身体狠狠揍去。有时他的父母可能就在几米开外的地方。他偶尔会受伤，甚至被打昏。但这并没让他惊慌。

到了周一早上要去学校上课，他便开始期待这一周的打斗了。然而乔平时一直都是个安安静静的男孩，礼貌且乐于助人。为什么他会这样呢？为什么会有人这样？

回想一下上一次你在急诊部的候诊室里长时间等待，当你开始关注周围病人的故事时，可能会感觉到羞耻。你左边是个鼻子流血的醉汉，他为了自己最喜欢的球队与别人大打出手。你右边则是一名刚刚遭受家暴痛苦的受害人。而伤痛背后，是这些人自己以及其他人的人生所要付出的长远的代价：犯罪记录导致失业，人际关系破裂，孩子缺乏父母的爱。这是一个愚蠢的错误。我对你、你的朋友和家人有这样一个呼吁：哪怕是鲁莽的一拳也会伤人，有时甚至会杀死人，但走开不会。

然而，乔不属于这种情况。乔从未喝醉，也未犯法，家人给予了他足够的爱。当他陷入昏迷被紧急送到重症监护室时，他其实是业余拳击界一颗冉冉升起的新星。

那天对于乔来说不是美好的一天。在第一回合中，他的第一个对手朝他连续猛击三拳。每次被打，他的头都会向后仰，而他的大脑漂浮在由脑室产生的脊髓液的"保护海洋"中。就像在一杯威士忌中摇晃冰块一样，每次被拳击中后，乔的大脑都会撞击他的颅骨内侧。每次"喝那杯威士忌"，他大脑内都有成千上万的神经元联系被破坏。

他的第二个对手一记闷拳打中了他的横膈膜，当休息的钟声敲响时，乔努力喘息。跟第三个对手交战时，他已经疲惫到神志不清了。就在第三轮裁判手持锤子准备敲击木质基座以示离比赛结束还有十秒钟时，乔的周边视力逐渐模糊，他开始头痛。他充血的眼睛合上了，年轻的身体蜷缩在拳击台的垫子上。接下来两周，他的眼睛都不会再睁开。

当我在重症监护室的白色灯光下走近乔的病床时，有许多显而易见的征兆显示出接下来会发生的事情。我崇拜的英雄马尔科姆·格拉德维尔在他的著作《眨眼之间》（*Blink*）[5] 里就提到，人脑具有从微小信息片段中做出准确判断的强大能力。（这一发现基于诺贝尔奖获得者丹尼尔·卡尼曼及其已故同事阿莫斯·特沃斯基的研究成果。[6]）轻瞥一眼乔的病床，他的问题我就基本明了了。首先，我看到白色的丙泊酚注射器缓慢地将药物注射到乔体内，使他维持深度昏迷状态。接着，我看到呼吸机在努力将乔血液内二氧化碳含量维持在正常水平。一排排闪烁的监视器显示出一条极具辨识度的波浪线，这条线有两个明显的峰值，代表乔的颅内压力。最后，一根细塑料管通过小孔，插入他脑部的一个积液泊里，脊髓液一般就是在这些积液泊里流动。这些干预措施都是为了保护乔的大脑免受进一步伤害，因为我们发现，那天比赛中的最后一拳造成了他硬膜外大出血。

镇静药丙泊酚减少了乔大脑的工作量。工作量越少，意味着大脑需要的血液和氧气就越少，它可能受到的进一步损伤也就越少。我们用呼吸机将流入和流出他大脑的血液内的二氧化碳含量保持在正常水平。流入流出你大脑的血液平衡称为脑灌注。这一血液进出量是经过仔细权衡的，其数值由一系列变量决定，但二氧化碳——让你的香槟冒气泡的那种气体——在这种情形下是最不容忽视的一个变量。二氧化碳含量若是太低，大脑没有足够的血液营养，就会因缺氧而进一步受损；若是太高，像乔这种情况，大脑便会膨胀。这就好像你家的中央加热系统需要接入水流，你的大脑也需要持续的血液流动以保证温度恒定。如果颅内压力增高，为了保持相同的血流，我们便需要更用力地挤压动脉血管。在乔的例子中，我们将压力监测器插入他的大脑组织中，借此指导我们需要多大的压力来维持血流。我们每分钟都能用药物调节他的血压，以维持脑灌注的固定量。我们处理乔脑部受伤的方法与卡迪夫过去的一位著名人士有密切的联系，尽管乔无从知晓这一点。

巡查病房时，我常会问刚入门的医生一个问题，就是卡迪夫《圆梦巨人》[1]和重症监护医学之间有什么联系。出

---

[1]《圆梦巨人》(*The BFG*)，著名儿童文学作家、多个国际大奖获得者罗尔德·达尔的代表作，史蒂芬·斯皮尔伯格曾将之改编为同名电影，于2016年上映。

乎意料的是，鲜有人知道，离我们医院不过一英里的教堂村兰达夫，就是世界上最著名的儿童文学作家罗尔德·达尔的故乡，达尔是在卡迪夫湾的挪威教堂里受洗的，病人若是透过医院最高层的窗户仔细眺望，还能看到那间教堂。达尔为重疾治疗和预防留下了一份重要的遗产，但他在文学上的成功往往遮盖了他在这方面的贡献。

虽然出身上流社会，但达尔的生活其实很沉重，有不少悲惨经历。他三岁时，姐姐因阑尾破裂死于败血症。后来，他于"二战"时参军成为一名飞行员，某次在埃及沙漠紧急迫降他那架格罗斯特"角斗士"双翼战斗机时，他的鼻子被撞断，颅骨断裂，被撞击至昏迷状态。[7]1960—1965年间，达尔的生活变得更糟了。首先是达尔三个月大的儿子西奥在纽约被一辆出租车撞倒，导致脑部损伤；然后是1962年，学校寄来致家长信，警告麻疹暴发。由于缺乏有效的疫苗，达尔便从李斯特预防医学研究所所长那里为儿子取了单剂量的"丙种球蛋白"，所长是达尔同父异母姐姐的丈夫，正是他同意从美国进口这种球蛋白。[8]当时西奥仍未从那次车祸中康复过来，这一剂从献血中提取的、能短暂阻断某些传染病的抗体，便注射到他体内。三天后，达尔七岁的女儿奥利维亚满身疹子回到家里。又过了三天，康复中的奥利维亚在下象棋时赢了爸爸。再过一天，她死了。奥利维亚之所以病亡，是因为麻疹病毒已经扩散到她的大脑，令薄组织壁发炎，引发了脑炎。[9] 在这段悲惨时期的最后，达尔的妻子、演员帕特里夏·尼尔在怀两人的第五个孩子时脑动脉瘤大出血，被送入重症监护室，年仅 39 岁。

达尔以坚忍不拔的态度，全力以赴直面人生中的这些问题。他儿子的脑部损伤导致脑液流出通道受阻，由此引发脑积水，重症监护室里的脑部受伤病人每天都会经历这一病况。和处理高压管道问题一样，我们必须在液体对脑部造成进一步损害之前将其排干。尽管医生在西奥体内插入了一根插管，将他的脑液与腹部相连，但管内仍反复堵塞。自从那次飞行事故以来，达尔一直拥有一股工程师的热情，他酷爱制造飞机模型，如今他利用工程技能把飞机燃油管线设计改造为能防止脑积水阻塞的新阀门。由达尔和液压工程师斯坦利·韦德、神经外科医生肯尼斯·提尔合作制造的韦德-达尔-提尔（WDT）阀于 1962 年获得专利。今时今日，依然有人是因为植入了著名作家创造的那一小块东西而幸存下来，自如行动。

奥利维亚死于麻疹，却也帮助了无数人。在麻疹疫苗投入使用 14 年后写就的《圆梦巨人》，就是献给奥利维亚的，疫苗本能救她的生命。1986 年，也就是《圆梦巨人》出版 4 年后，达尔在一封情真意切的私人信件中发出了急切的呼吁，鼓励广泛采用疫苗接种，以防其他人遭受他所承受过的痛苦。公共卫生机构如今在宣传中仍会引用这封信，[10] 信的结尾是这样写的：

> 我要把两本书献给奥利维亚，第一本是《詹姆斯与大仙桃》，写这本书的时候她尚在人间。第二本就是《圆梦巨人》，这本是在她因麻疹病逝后，为了纪念她而写就。你可以在这两本书的开篇找到她的名字。我清楚，如果奥利维亚知道她的死拯救了无数其他小朋友，让他们免于患病甚至死亡，她会非常高兴的。

2013—2018 年，整个欧洲的麻疹感染率上升了超过300%，[11] 这是因为人们受到误导，对疫苗接种安全性产生担忧，导致免疫接种失败，酿成悲剧。如今，在世界各地针对脊髓灰质炎的疫苗接种计划成功实施，疫苗接种每分钟都在防止薇薇的故事重演。数百万儿童被成功拯救，不至于落下终生残疾。然而，当某种疾病尚未走入人们视线时，大家对疫苗接种安全性的非理性恐惧就会增加，反而对疾病本身无形却更大的影响缺乏理性考量。

医学先驱达尔还有一场硬仗要打。他的妻子于 1965 年中风，最初只接受康复治疗，即每天一小时的理疗。达尔觉得不可理喻："一天一个小时当然是不够的。要是一个孩子每天只去学校一个小时，你觉得她能学到些什么？"[12] 达尔的妻子每天努力行走、进食，她杂乱的发音激发了《圆梦巨人》中"葛博放克"（Gobblefunk）语的发明。她有很多东西要学。在朋友的帮助下，达尔设计了一种密集的每天 6 小时理疗制度。他的妻子"缓慢、不知不觉而又不屈不挠地"[13] 康复，甚至能继续她的表演生涯了，她因《昔日玫瑰》一片获得奥斯卡最佳女主角提名，这部影片是在她中风仅 3 年后上映的。今天的重症监护医学仍在使用帕特里夏接受的这种治疗方法，她将这些方法进一步延伸，写进一本书中，正是这本书促使卒中学会成立。[14] 一个作家不仅通过文字，而且通过行动改变了世界。我希望乔有一天能从达尔夫妇完善的康复技巧中获益，但首先他必须活下来。

我遇到乔的第二天，便开始了连续三晚的轮班。如果你在周日晚上想到第二天要工作，而产生一种绝望感，值夜班就是同样的感觉，只是更加紧迫。之前我在白天是不可能睡着的，我会做忙碌的家人们通常抽不出时间完成的无聊家务，去取银行支票、洗车，偶尔还会清洗淋浴间。医生的下班生活很少像电视剧《急诊室的故事》里那般滑稽。在忙完这些后，一到晚上我就开始想着 9 点半快到了。然而，极快的工作节奏很快冲散了对值夜班的恐惧，在完成了 13 个小时的工作后，我才感到如释重负。结束值班后，我会在当地一家咖啡馆里吃顿不错的早餐，为了能够清醒地开车回家而喝一杯浓咖啡，然后像一只老年树懒一样爬进干净的被窝里。

当我年近不惑，失眠与大脑之间的关联变得愈加清晰。有些日子我晚上睡觉，还有些日子我不得不白天睡觉。我工作的重症监护室跟别处不太一样，这里每时每刻都安排一位高级主任医师驻院。如果你的妈妈不幸在圣诞节凌晨3点突发重症，哪怕是在这样不友好的时间里，她仍能遇到我或者我的一位同事。尽管并没有证据表明高级主任医师在场会提高病人的幸存率，但这样的确能让病情最重的患者在数分钟内接受最富经验的医生看诊。同时，这也能让艰难的道德讨论和决策在深夜完成。要是主任医师躺在家里温暖的床上随时"待命"，会让他在与病人家属进行临终对话时产生巨大的心理障碍，因为这些病人可能应该在普通病房里接受临终关怀，而不是转到重症监护室。在我们的医疗系统中，这种谈话夜复一夜地发生着。

但这种工作方式也有代价。二十几岁时我还能通宵工作，现在夜班一结束，我就恨不得马上睡过去。在夜班开始之前的白天，我的脾气会变得暴躁，而且夜班过后几天我都会失眠。美国神经学家马修·沃克的精彩著作《我们为什么睡觉》解释了基础性睡眠背后的科学，同时，他将这些原理优美地转化为人们可以理解的语言。[15] 他坚称，与家庭医生一直坚持改善的典型危害因素（例如肥胖和高血压）相比，缺乏充足、优质的睡眠对健康的危害更大。基于这一论据，丹麦一些有过多年夜班经历后罹患乳腺癌的工人，甚至获得了赔偿。[16] 在总结休息的重要性时，我发现睡眠不足会增加患心脏病、肥胖、痴呆、糖尿病甚至癌症的风险，从而导致寿命缩短，这让我十分害怕。

更棘手的是，重症监护室的夜班也可能让你给别人带来风险。劳伦·康纳利的故事就明白无误地说明了这一点。劳拉在格拉斯哥大学刻苦学习了6年医学，最终在一家苏格兰乡村医院找到了一份理想的工作。工作7周后，她已经筋疲力尽。在经历一系列忙碌的日班轮值、每周工作近100小时后，她又开始自己7轮夜班中的第一轮。但她没能完成这些夜班，因为2011年9月17日，她开车行驶在苏格兰最繁忙的高速公路上时睡着了，不幸去世。[17]

当值完首日夜班驾车回家时，我其实比酒驾司机还要危险。我的反应迟钝，视觉意识出错，情绪不稳。哪怕晚上抽空打了3小时盹，我出车祸的概率仍然要比睡了7个小时的人高12倍。[18] 要是我开车时睡着，不比酒驾司机刹车迟了，我很可能压根就不会刹车：由疲劳驾驶引发的车祸更有可能导致致命后果。

但知晓这些风险后，我们就能采取一些措施。我现在会在忙碌的夜班后先睡一会儿，再开车回家。在轮班之间休息时，我还是比较自私的，会用眼罩和耳塞把家庭生活都阻挡在外。到了晚上，我会与同事们一起检查重大决定，并用核查单来减轻我的大脑负担。

关于给医生提供休息设施并改善他们的条件，已存在大量的公共辩论。一些人认为职工拿工资就是来做事的，不是来睡觉的。还有一些人觉得，那些主张变更合同的医生是想涨工资，不是想多花时间做事，也不是想安全地做好工作。我在想，明白长时间工作会增加伤害风险后，领导者们究竟能不能吸取过去的教训？医生每周工作100小时，没有时间休息或恢复，这样的故事不应该成为某种"通过礼仪"，而应该是全国性丑闻。你不会希望在登上飞机时发现驾驶员筋疲力尽，比酒驾司机反应还迟钝。你自然也不会想在踏入医院后看到类似的情景，但这种事情每天都在发生。

然而，睡眠剥夺并不限于重症监护室工作人员。想象一下，今晚你打算在一间忙碌的医院病房里的一张陌生单人床上睡觉，周围的设备发出工业机器般的噪声。每过1小时，就有一个你未曾逢面的护士用一束亮光探照你的双眼。每隔4小时，她们就会回来帮你翻一下身体，以防久躺疼痛，这时你穿的那身薄薄的病人服可遮不住你的自尊。当你"睡着"时，几米开外的一个意识不清的醉酒病人开始大吼大叫，破口大骂。在你的另一侧，一个从车祸中被救出来的年轻姑娘经抢救无效死亡，病床旁挂的纸帘挡不住她父母的啜泣声。每时每刻都有鸟鸣般的无休止的警报声响起，还有指示灯时开时关的声响。挨到早上 8 点，当你正迷迷糊糊要睡过去时，一个年轻医生用手摇醒你，问道："你睡得好吗？"

就算你没病，没打针吃药，重症监护室肯定也不是个睡觉的好去处。从宽泛意义来看，重症监护室对任何患有轻微疾病的人来说绝不是"好转"的地方。哪怕你患的是世界上最严重的感冒，你也不会想在重症监护室里喝柠适冲剂康复的。即便只是短期的睡眠剥夺，带来的后果也绝非不便那么简单，短暂失眠可能带来严重的健康影响。一个晚上的睡眠剥夺会影响人体的体温调节，降低胰岛素敏感性，使血压升高并引起伴有神志不清的幻觉。考虑到重症会影响你的昼夜节律，强大的镇静药物会破坏你的睡眠周期，重症监护室里的病人普遍出现谵妄症也就不足为奇了。病重时接受重症监护是一件好事，但病情好转后转移到普通病房同样重要。

"谵妄"一词最早是由 2 世纪的古希腊哲学家克理索在其医学著作中提出的，用来描述发烧或头部受伤后的暂时性精神障碍。今天，我们一般用这个术语描述精神注意力障碍，以及记忆力问题、方向感迷失或知觉缺陷。谵妄背后的科学依据仍不清楚，但包括多巴胺和乙酰胆碱在内的大脑神经递质失衡——这种失衡模式与痴呆症和精神类病症等疾病相似——似乎是最可能的解释。睡眠不足会影响这些神经递质的水平，这一点并非偶然。

走在一间重症监护室，我很容易就能看到神志不清的病人。他们看上去激动、困惑、害怕，通常双手向前抓挠并不存在的东西。神志不清的病人会挥舞拳头，用脚踢，咒骂，吐口水，即便是最富经验的护士也很难照料他们。这些病人的病症是活动过多型谵妄。处于谵妄谱系另一端的是活动过少型谵妄，这类病人封闭自我，他们不说话、不与别人沟通，但看上去同样可怖。两种谵妄对病人及其家属来说都是令人惊惧的。当我与危重患者家属第一次见面时，我会告诉他们要做好病人可能会出现谵妄症状的心理准备，因为重症监护室里 80% 的病人最终在病情达到某个转折点时都会出现该症状。[19] 谵妄不仅仅是病人需要度过的一个可怕阶段，它可能会对病人的短期和长期健康产生巨大影响。伴有谵妄症状的病人使用生命维持器的时间更长，住院时间更长，发展为痴呆症的风险也更高，最终更可能死于不明原因。

那些从谵妄中恢复过来的病人能够极为详细地描述可怕幻觉的细节。一些人发誓他们发病时被带到了一个机场，在那里他们看到无数的行李推车永无休止地来来去去。另一些人说他们那几天感觉有狗在舔和轻咬他们的脚。这些诡异的记忆往往有其现实根源，只是被不清晰的意识夸大或扭曲了。机场景象其实是因为病人的床位正好在医疗设备室的对面，会有推车装着行李箱模样的盒子进进出出。舔脚的狗则代表绑住病人腿脚的机器，每隔几分钟实施挤压以减少血液凝块的风险。多多倾听这些幻觉，能帮助我们改善本被视为理所当然的治疗环境。

不幸的是，谵妄很难得到有效治疗。我们没有奇迹般的治疗方法，只能努力预防，或是在病人谵妄症发病时努力保障他们安全。我们可以改善病房环境，以使其更好地应对病人的行为方式，或者通过良好的护理来做到这一点。即便做到这些，我们有时还是需要借助强力镇定剂或抗精神病药物。另一个接受度低一些的策略是给病人戴上柔软的连指手套，在更极端的案例中，我们会实施身体约束。医生是为数不多拥有剥夺自由的法定权力的职业之一，但他们只能在其他方式均告无效的极端条件下才能使用这项权力。

尽管如此，我们还是能从中获得一个积极的信息：即便在没有昂贵新药或复杂技术的情况下，我们也仍然可以在治疗病人方面取得巨大进步。我们能做的是承认营造良好睡眠环境的重要性。简单的就是最好的。利用睡眠眼罩和耳塞，努力维持昼夜光周期，减少病房里的错误警报声，这些措施都有效。单人病房须为重病康复者提供恢复的实际空间和心理空间。所有地方都要尽可能减少噪声，这是最基本的。我们重症监护室的相关研究督促医院引入了软关闭垃圾桶，有效减少了垃圾桶每天几百次关闭发出的金属碰撞声。这是对建筑设计之重要性的认可：重症监护室应逐渐把病人的体验看作康复中的一个关键因素，而医院的一砖一瓦以及在这墙内工作的员工，都有可能会影响这种体验。

公共卫生系统尽力平衡财务状况，在一家医院的实体环境方面做投资实在是笔划不来的买卖。但是数十年来的研究已经表明，医院的实体环境的确影响人的行为和健康。坏了的电梯和漏风的窗户无声地暗示医院在治疗病人方面存在风险，而适当的投资能将这些风言风语转变为高声赞扬。我职业生涯中做出的最大改善之一就是翻新了我们医院的食堂。能在一个良好的环境里吃上味道不错、健康热乎的食物，对提振医务人员的士气大有裨益。

向病人和医务人员宣讲睡眠的重要性，花不了多大工夫，但收益颇丰。这一方面的研究以前不受重视，如今则在关于睡眠操控如何影响功能性康复方面带来了不少洞见。除了康复早期运动（鼓励病人离床移动）、减少噪声，促进优质睡眠也能帮助防止谵妄症带来的暂时性疯癫。

我抵达医院开始值夜班时，高兴地看到乔的颅内压力降到了平均水平，即2~3厘米水柱。然而，当我在夜班中交接其他病人时，这个数字又开始逐步上升了。我们用控制血液内二氧化碳含量等方式也没奏效，他的颅内压力继续上升，这表明病人体内发生了以下三种情况的某一种：脑部出现新的液块（一般是进一步出血），病人正在发病，或者是脑组织在肿胀。当颅内压力升到最高值边缘时，血液无法流入，我们必须采取行动。午夜时，我们决定将乔从病床上转移下来——他仍戴着呼吸机，并对他的脑部做进一步的扫描检查。

转移昏迷、危重且配备生命维持器的病人可不是件轻易的事。移动是有风险的，设备要摘除，监测仪器也会暂时失灵。移动处于生死边缘的病人，这个动作本身就有可能将他们推下生理性紊乱的悬崖。但对某些病人来说，弄清楚他们的问题所在仍然是必要的，因为若找不到症结，我们便无从下手救治。让乔冒这个风险还是值得的，因为扫描结果显示，他的脑部虽然没有出现进一步出血，但已经出现了极危险的肿胀。我们接下来要做的决定既简单又复杂。

理论上，减轻脑部压力最简单的办法，就是将大脑从它所处的颅骨密闭空间内解救出来。这不完全算是脑科手术，不过也差不离。移除头盖骨，即减压颅骨切除术，已经被人类实施了120多年，这种手术能减轻颅内压力，让血流涌入大脑，由此改善病人的病情。这是显而易见的结论。但我们一定得留意医学中显而易见的结论！许多先前被认为有益的治疗方式，后来却引发了全面伤害——仅在重症监护中，这方面就可以列出一个长长的清单。例如，给病人输血本意是为了使其血红蛋白达到正常值，结果却可能造成更多病人死亡；[20] 给肺部功能不佳的病人输入大量氧气也可能造成更多死亡。[21] 过去这十年，我们得到一个教训，就是多做不如少做，所以我们不再坚持让病人的生理机能达到超高值（器官功能各数据值比正常水平还要高）甚至是正常水平，我们只求刚刚好。

与上面的例子类似的是，当面对各种各样的脑损伤患者时，采取减压颅骨切除术的确能让更多人幸存，但也可能从整体上增加术后严重残疾的可能性。[22] 我们无法预测做完这个手术后，病人是会安然无恙，还是会留下后遗症。数据只能帮助群体，无法顾及每个个体。不仅如此，事实上所有手术都是效果与风险并存的，减压颅骨切除术的过程复杂且有危险，有出血、脑部伤害和感染的可能。无论如何，在年轻的乔这儿，我们几乎别无选择。若不做这个手术，他可能会死去。他的父母也认为，为求一个哪怕渺茫的好结果，乔是愿意接受严重残疾风险的。手术过程中，他的父母在走廊里踱来踱去，不愿休息，只希望他们的小拳击手能击败他迄今遇到的最强大对手。

然而，在这场拯救生命的手术过后，乔的战斗仍未结束。克里斯托弗的故事告诉我们，哪怕是健康的年轻人也可能被感染侵蚀。在做过重大手术后，我们通常会遇到一些基本已从初级病理学中被排除出去的问题。一个自以为是的医生可能会这样宣称："手术很成功，但病人死了。"术后我们身体所做出的大量反应，反映出我们远古祖先从猛兽袭击中康复的过程。免疫系统一方面修复我们的身体组织，另一方面努力阻止感染发生。我们的心脏增加了额外的负担，肠道则开始罢工。身体分泌的应激激素会导致肌肉功能停止，甚至肾衰竭。

乔正常的身体防御机制在术前就已受损，术后极易感染的体质则带来了更大的挑战。有时，像水痘或唇疱疹这样的潜伏性病毒感染会再次活跃；其他的感染则可能会攻击插入病人血管的塑料插管，由此引发肺炎，这在使用呼吸机时挺普遍的。但乔挺过了做完手术的第一个晚上。他的颅内压力降低，没有发生大出血，外科医生们对手术结果挺满意。

乔术后第二晚，我们开始担心他发展出了一种名为呼吸机相关肺炎的严重肺部感染。病人在无意识状态下安上呼吸机，其肺部的正常防御机制就会受损。病人不会咳嗽，肺部的黏液就不能从气管中排出，呼吸机的塑料管道上则会形成一种由细菌制造的凝胶状物质（一种生物膜）。[23] 这种物质创造了细菌滋生的完美环境。

危重患者若出现低血氧，我们很难分辨究竟是因为肺部感染还是有其他原因。我们给乔做了胸腔扫描，在片子上寻找他血管里凝结血块投出的明显阴影，但并未发现。相反，我们在片子上看到了白色絮状区域，这些地方原本应是黑色的，代表肺内的空气，如今被肺泡内过剩的体液所取代。这种积液的出现最可能是由新的肺部感染引发的。我们迅速将机器供氧量调到最大，给乔供氧。尽管我们给他注射了抗生素，乔的病情仍在恶化，出现了败血症、肾衰竭以及多器官衰竭。我花了好几个小时跟他的父母沟通我们担忧的问题。身为重症监护室医生，我们的人生追求就在于修复可以修复的难题。乔年轻如斯，病状也并非无解，我们必当竭尽全力，直到解决问题，或者问题变得无法解决方才止息。

　　在医学院待了三年后，无穷无尽、布满灰尘的医学书和解剖室的难闻气味让我厌倦。恰在这时，我得到一个机会，可以离开威尔士去进修与医学相关的学位。我一进医学院，学习的就是冷冰冰的分子生物化学，这个学科离亲切的病房患者很遥远，于是我申请在布里斯托大学攻读医学法律和伦理专业，以表反抗。这一选择将我从无菌的白色实验室带到了宏伟的老式黄色教学楼里。我与引经据典的法科学生和哲学专业学生坐在教室内，沉浸在优美而流畅的手稿文字里。在医学院待的几年，阻断了我的书写能力，哪怕简单写几行也成了难事。在研习了一学期的古英国医事法和康德著作后，我比以往更感无所适从。我艰难地将无穷无尽的二维平面书页文字，生搬硬套在三维空间中我那些活生生的病人身上。15年后的今天，我每日都将在布里斯托大学习得的原则和经验，运用到现实中的、真实的危重症病人诊治过程中。研究医事法和医学伦理的学者，为撤走病危患者的生命支持提供了理论范式，他们所做的重要理论工作虽与一线工作保持安全的距离，但的确影响了许多人的生活。与此同时，身为重症监护室医生，当看着病人家属焦急的眼神时，恰当运用这些法律和理论，既是我们的特权，也是我们的义务和责任。

我在日常工作中面对的艰难抉择，可以从媒体讲述的一些悲剧故事中看出一二，比如身患危重症的孩童，他们的性命全由法庭裁夺。有时，医生和家属会陷入毫无回转余地的矛盾，双方都坚持自己为关爱之人所考虑的是最好、最公正的方法。这些抉择，无论多么复杂和艰难，归根结底都可以化约成一个简单问题：病人的最优利益究竟是什么？

于我而言，无论是往你的血管里插管，还是为你安上生命维持器，都须征得你的同意。若要你同意，首先你必须有"能力"做出同意的判断。在经你同意用针管获取你的血液样本之前，我必须先达成以下几个前提条件：你必须明白我们为何要采血；你必须清楚其中存在的风险，并且能独立地考量和权衡这一风险与其他可能的益处；最后，你必须能够将自己的想法反馈给我，与我沟通。这个过程看起来可比单纯的采血冗长多了。要是把采血换成心脏移植，这些因素会一下子变得重要得多。在确定你有能力表达有效的、知情的同意后，我们才能下决断。

我遇到乔时，他已经深陷昏迷，病情危重，根本不可能满足这些知情同意的标准。所以，在未经本人允准的情况下，我怎么能实施那些救他性命必须采取的举措呢？若没有事先法律授权，无人能代替一个成年人做出同意的决定，所以医生往往要预备一个替代方案，以防遇到病人没有能力做出判断的情况——此时我们不寻求病人同意，而是依据病人的最优利益做出决定。在乔这儿很明显，一个健康的年轻人突发重症，若他有能力做决定，他一定会选择接受能救他一命的干预治疗。为了乔的最优利益，我立马做出决定，为他安上生命维持器，并进行插管，以保全他的性命。

两周后，败血症和多个器官衰竭总算熬了过去，我们却面临又一个能影响乔的抉择。乔虽幸存下来，但历经严重脑损伤和多种感染，我们无法将他从呼吸机上安全地撤下来。他仍在昏迷中，要是不做气管插管，他无法自主存活。他呼吸短促，咳嗽无力。气管插管术带来的影响会很显著，但这些危险并不是由手术直接导致的；相反，手术能让脑损伤患者多活数周、数月甚至数年。气管插管术或许能让乔幸存，但也可能带来严重的身体残疾。他可能余生都须倚靠他人帮忙才能洗澡、移动、进食和上厕所。乔没有自主决定的能力，他无法说话，也无法评估风险和益处，自然也就无法同意这一手术。在这种情形下，气管插管手术是否符合乔的最优利益，就远没那么清晰。

人们一般会假设，"关闭生命维持器"这种事该由家属或病人的直系亲眷来"决定"。然而在大多数重症病人的实际情况中，事情并非如此。病人的家属的确起着至关重要的作用，但他们不是决策者，而是为无法言语的所爱之人发声的支持者。我认识乔已有数周，但他的父母可是陪伴了他十六载。在这种情形下，他们比我更有资格考虑乔会做出的决定。这一点虽不构成利益最优化决策的基础，但也极其重要。乔的父母告诉我，他在生活中是个斗士，在面临死亡时也一定一如既往。乔是不轻言放弃的人，只要还有能自主生活的一丝希望，他绝对会紧紧抓住。这些因素再加上康复的潜在可能，共同促成了一项利益最优化的决定。我们认为，实施气管插管术是最符合乔利益的选择。乔的父母同意了，生活和治疗得以继续，乔的生命也是。

报纸上刊登的知名病例往往会讲述同一个故事的不同面向。媒体大都会关注悲剧，比如医疗团队和病人家属无法就病人的最优利益达成一致的故事。有些脑损伤病人的病情已过于严重，几无有效康复的可能，那么无论家属有什么想法，继续治疗可能就不符合病人的最优利益了。这个时候，缓解病痛的对症治疗或许是更好的选择。对这些病人来说，安上呼吸机已经不能治疗可逆疾病，只会让他们受罪，所以我们撤走呼吸机，让自然重获控制权，这不是要加速死亡的到来，而是舒缓已不符合病人最优利益的治疗所带来的痛苦。在与病人家属沟通时，我时常会强调这一点："我们会继续使用所有可能有帮助的治疗方法，但那些模棱两可的我们就不会再用了。"

在重症监护室里，撤回治疗的结果基本就是死亡。有些家庭可能永远无法接受这是正确的选择，而已经耗费数天、数周乃至数月时间拯救生命的医生，如今就这样让病人故去，看着家属们流露出的悲伤，医生身上救人的光环仿佛因此变成了勒颈的绳索。面对这些矛盾，家属和重症监护室的医生们可以做些什么呢？对无法表达自己想法的病人来说，正确和公正的选择究竟是什么？

制定首要治疗策略必须考虑到时间、同情、理解和沟通。这些问题确实很难，它们也理应很难，因为做出决定的都是真正关心病人的人。大多数时候，要快速确定我们都关心的病人的最优利益是什么，靠这些简简单单的人性要素就够了。在极少数的例子里，光靠这些要素还不行，情况可能往令人不悦的方向发展，须经过漫长、昂贵又痛苦的过程，由法庭代表病人宣布最优利益的选择。人们逐渐将绝症纳入医疗范畴，面对这些病症，我们依旧在我们**可**做之事上大费工夫，而在我们**应**做之事上缓步不前，我怕这种趋势仍会继续。

任何一个有能力做决定的人，完全有可能做出奇异、缪乱、愚蠢甚或失智的决定。我一个好朋友有个爱好，我是坚定地按照如下思路来看待的：威尔士乡下，某个晴朗的周六下午，麦克自愿登上一架直升机，机体攀升到 5 000 米高空，然后他从直升机边门跳下，只背了一个不结实的尼龙降落伞保命。尽管这个决定在我看来很奇怪，但麦克有能力为他自己的人生做出愚蠢的决定，比如高空跳伞。与之类似，医院里的病人也完全有权拒绝治疗，哪怕这个决定会对他自己造成严重伤害，甚至带来死亡。所以，只要确保病人是有决策能力的，我就会承认任何一个"耶和华见证人"[1]教徒拒绝接受输血的自由，即便输血本可拯救他的生命。人们或许会觉得这种决定十分危险、缺乏逻辑而且愚蠢透顶，但我不是病人，我不能替他决定，正和我不是麦克一样。

---

[1] 耶和华见证人（Jehovah's Witness），基督教派别之一，该派禁止信徒输血。

乔受伤一年半后，我到他家拜访，前门刚一打开，就能感受到他的存在。乔现在长期居住在老家，他的脑损伤给他父母带来的影响显而易见。两人劳累并快乐着，全身心地投入他们和儿子共同的新"常态"生活中。在起居室里，乔眨着他蓝色的眼睛，陪我一起看他处于健康顶峰时拍摄的照片。照片上的那人，脖子上挂着金牌，像个镇长，看起来强健、快乐、坚定。我转过头，眼前这个看着我的人似乎完全是另一个人，但他同样强健、快乐、坚定。

　　乔已经跨过了生死之桥，幸存下来。他曾在重症监护室里昏迷6周——先是因为严重的脑损伤，然后是从重大的脑部手术中康复。康复过程中他又患上严重肺炎，导致使用生命维持器来机械换气的时间被大大延长。他的血氧含量一度低到无法支撑生命活动，我们换了另一种机器，能帮助他一分钟呼吸300次。乔与多器官衰竭抗争，需要接受肾脏透析，还挨过了早期肝衰竭。每分每秒，我们都在把乔拉出疾病的深渊，他自己也牢牢抓紧了救命的绳索。当时我们还不需要考虑严重的疾病给他自己和家人可能带来的长期影响。

　　"你好啊，马特医生！"乔用悦耳的威尔士口音打招呼。他的眼睛明亮有神，急切地想展示给我看他的左侧身体是如何重获力量的。他表达清晰，用词精湛，心情也很好。气管插管术留下的疤痕在他的衬衣领子下几乎看不见，他的声音很洪亮。右脑受伤对乔来说是幸运的，如果你跟他一样惯用右手，那你脑部主管语言的区域（布罗卡区和韦尼克区）就在你的左半脑中。这些区域幸运地逃过了直接伤害。密集康复训练让乔可以迅速照顾自己的生活，也能处理日常活动以及对未来的规划。他告诉我，后来他又遇到了最后那场拳击赛的对手，但那次见面不存在怨怼和愤恨，而是通向谅解与友谊，最后乔给了他一座银制的圣克里斯托弗像作为分别礼物。圣克里斯托弗是旅行的主保圣人。乔的人生旅程才刚刚开始。19 岁时，他入读当地大学，选了计算机科学专业。他眼里的光亮将持续闪耀下去。

Rx

第七章　消化道

腹中之火

当我回想起阳光炙热的克罗地亚假期时，脑海里就会勾画出自己啜饮新近喜爱的内格罗尼鸡尾酒的画面。这种鸡尾酒是 1919 年由意大利伯爵卡米洛·内格罗尼在佛罗伦萨发明的，加一些杜松子酒、一些苦艾酒，再来一些金巴利酒，就调成了这样一杯烈性饮品。如今再想起那段假期，我内心满是愉悦：我还记得那杯鸡尾酒极富创意而又柔和的色调。但我同时也担忧酒精给病人、他们的家属和社会结构造成的伤害，这种伤害将一直存在。酒精和烟草，目前是我们在重症监护室里遇到的最危险的消遣性毒品。[1] 二者被广泛使用，引发各种慢性和急性效应，而且会让使用者做出很多傻事。它们损害个人，而个人又接着去损害其他人。那杯内格罗尼可能会伤害我腹腔内的多个器官；它从我的食管顶部落入胃中，经过小肠，被我的肝代谢掉，最终由大肠排出，这个过程可能给我的胃肠道带来损伤。

要知道，你手中那杯精酿啤酒、莫吉托或内格罗尼里的乙醇并不是改变你的大脑、让你像去年圣诞派对上那样跳舞出洋相的罪魁祸首，真正的元凶是你的肝细胞将乙醇代谢为乙醛和乙酸酯这些有毒但有水果香味的化学物质。这些代谢物对主管行为的大脑额叶以及作为人体平衡中心的小脑特别偏爱，它们会降低我们对自己的约束，诱发饥饿，挑动好斗情绪，激发性爱冲动。同时，这些化学分解产物还会对我们的肝细胞造成伤害，日复一日，逐渐累积。

常言道，饮酒是向明天借快乐。许多人将饮酒与庆祝、节日、美食、享乐联系在一起，对另一些人来说却不尽如此，比如萧伯纳就曾说："酒精是我们挨过生活这场大手术的麻醉药。"人们喝酒的原因千差万别，但喝酒对身体的影响却始终如一。

我在医院长时间值班的感觉，有时就像是在大海深处漂泊：数天内我总是跟同样一些人说话，吃同样的食物，闻到同样的气味。我能理解为什么路易在商船队工作的 20 年间，会一直在休息时间里喝酒。威士忌的确改变不了他周边的事物，但能改变他对这些事物的看法。它能磨去生活咸硬的棱角。

路易现已迈入古稀之年，除了南极洲，哪儿都去过，但他担心过去正在找他算账。他大腹便便，裤子早就不合身了。他的眼白已不再是白色。他夜不能寐。就在路易 71 岁生日的前 5 天，他吐血了，吐了很多。我知道得这么清楚，是因为我们团队给他上生命维持器时，我的新鞋沾满了他吐出的鲜血。那是我成为初级医生的第一周。

肝脏是一个重量超过 1.5 千克的神奇器官，它会接收你心脏每分钟所泵出血液的四分之一。肝脏是如此精妙，但看起来又朴实无华，在紫粉色的光泽下隐藏了 500 种以上的生理机能。尽管我们已经尝试了数十载，但仍然不能像复制其他器官的功能一样，利用机器复制肝脏功能。值得庆幸的是，肝脏就像超级英雄漫画里的角色一样，拥有令人讶异的重生能力。只需原本组织的四分之一，它就可以发展出新的肝脏细胞。肝脏的功能绝非"排毒"那么简单，并不是所谓健康食物超市的圣诞后大优惠广告中说的那样。激素分泌、凝血、药物代谢、体温调节、脂肪合成、消化，甚至我们的性欲都在一定程度上由这个器官控制。它是我们身体的开放式厨房，大多数活动都会在这里进行。

因此，路易的肝病如此轻易就让他命悬一线，也就不足为奇了。从全球来看，肝部感染是发生肝衰竭的最常见原因，可以想见，在西方世界，大量饮酒是引发感染的最主要原因。[2] 超过三分之一的肝衰竭病人，主要病因是过度饮酒，[3] 一半的肝移植手术是因为酒精滥用导致肝衰竭而不得不为之。[4] 你要是知道酒精性肝病的致死数量据估计比糖尿病和交通事故致死数加起来还要多，[5]一定会十分震惊。

等路易在重症监护室里情况稳定后，我们才有时间思考。听完他的病史，检查完他的身体，我们对情况已经有了大致的了解。路易酗酒的问题不是一年两年了。这些让路易得以远离严酷现实的分解产物随着他每饮下的一杯酒，一点点、一步步地损害他的肝脏。虽然酒精偶尔会使肝脏陷入严重的急性酒精性肝炎，但更常见的情形是它默默地、持续不断地造成伤害。这些伤害造成的创伤将路易原本粉红、柔软，如同任劳任怨的老马般的肝脏，变成了一个巨大的、坚硬的、损坏的黄色大麻烦。肝硬化的概念是从希腊语"kirrhos"这个词转化而来，用来描述肝脏受损形成的黄褐色外表。

我蜷曲着手指深按路易身体右侧的胸腔下部时，就已经知道他有肝硬化了。他增大的肝脏抵住了我的手，一切都很明显。你现在可以用自己左手指腹按压你胸腔右下侧，深吸一口气，就能感觉到你健康的肝脏轻触你食指的顶端。如果你把手指放在路易的腹部，则会感觉到他凸起的肝脏一直延续到肚脐那儿。

路易的肝功能正逐渐失效，它不再分解雌激素（男性体内一般会有少量的雌激素），导致大量蛛网状血管在他胸部增生，这是女性妊娠期间会出现的生理现象，雌激素水平的增长还导致了残留乳腺组织的生长。

光靠手和头脑，我们就能弄清楚路易身体里发生了什么。血液检测和肝脏扫描，更证实了我们的担忧：路易的凝血系统也失效了，他的肝脏已停止制造在正常情况下防止伤口一直流血的凝血蛋白。这些病症仍然不足以解释他为何会吐这么多血。要弄明白这一点，我们须得在手脑兼用的同时，擦亮我们的眼睛。我们要将路易的消化道好好检查一番——从他的嘴部到食管，再到胃部，直到小肠。最终落在我鞋子上的鲜血，必定是从这个路径中的某处来的，所以我们将一根 1 米长、食指宽的可调节内腔镜从他嘴里伸进去。内腔镜有时又被叫作"魔力眼"，它利用 20世纪 50 年代的光导纤维技术，让我们真正看到了人体内部的模样。如今，多亏有微型 LED 摄像机取代直接光导，在检查肠胃出血时，我们首先会使用内腔镜。

深入路易体内的微型摄像机传回了即时图像，就在一旁的电视屏幕上播放，仿佛是在插播突发新闻。内腔镜一进入他的食管，出血的源头就显而易见了。食管内壁本应是光滑的，路易的却满是粗厚、肿胀、跳动的血管，宛如沿着墙壁游移的蛇。出现这种食管静脉曲张是因为路易肝脏的瘢痕组织堵塞了血液回流，血管无法按正常途径将血液送回心脏。他的身体在肝脏内搭设了绕行道路，只是这一次主路被堵得死死的。血流经过的临时道路本就不适应这样大流量的血流经过，该处的血管壁纤薄，且是由脆弱的材质形成，所以路易的这条临时道路在强压下爆裂了。

　　用来检查静脉曲张情况的内腔镜里有一条狭窄通道，经这条通道可以把治疗设备放进去。我们将不锈钢止血夹顺着内腔镜通道送入路易食管内，止血夹夹紧路易隆起的血管，迅速止住了出血。突然，一阵因巨大压力喷薄而出的血流覆盖了摄像机镜头，一旁的大屏幕上显示出路易体内发生的事故。我们吃了一惊，迅速将镜索撤回，然后把内腔镜顶端的摄像机镜头擦拭干净，重新放回路易嘴中。在路易食管内形成血泊之前，一个干净的止血夹马上就止住了血。

　　食管静脉曲张不过是肝硬化导致的致命病症中的一个。血脉扩张可能发生在身体其他拥有大量血网的部位，包括直肠、阴道和腹壁，发生在腹壁的病症被称为脐周静脉曲张（caput medusae），其拉丁语名称意为古希腊蛇发女怪美杜莎的头，因为其症状与蛇形头发相似。肝硬化还极大地增加了罹患肝癌的风险。顺便提一句，受阻、有瘢痕组织的肝脏产生的静脉压力导致多达 20 升的体液积聚在路易的腹部，他的裤子不合身也是因为这一并发症。这些体液简直就是微生物滋生的培养基，它们越过肠壁，感染了腹腔。这些问题中的任何一个，都有可能导致肝功能完全衰竭。

　　虽然我们用内腔镜止住了路易的大出血，但他的肝脏仍在挣扎之中。眼白泛黄表明他体内的胆盐正逐渐累积，这一物质在正常情况下本应被肝脏分解。我们这几天并未给路易注射镇静剂，但因为他受损的肝脏无法将体内毒素移除，他已深陷昏迷数日了。在测量过路易血液内的氨含量后，我们确信他的肝脏已经停止过滤体内垃圾，而这些垃圾会让大脑陷入休眠。更让人担心的是，我们从他的鼻腔内插入一根小管，帮助排出其腹内积液，在此过程中，我们发现了一些复发性的小出血，这意味着尽管我们采用止血夹止血，但他的食管静脉曲张依旧在惹麻烦。

现在只剩下一个解决问题的方法，就是给进出路易肝脏的血管开辟新的连接通道。我们考虑搭一座"高架桥"（分流术），让血液绕过他肝脏内堵塞的血管，但这一处置会进一步削弱身体过滤体内垃圾的能力，病人可能会变得越发神志不清，意识不明。所以，我们先在重症监护室里用支持性疗法施治，直到三天后路易开始恢复意识。虽然他的肝衰竭情况没有好转，但至少没有恶化。等路易的意识恢复到能离开生命维持器的时候，他告诉护士，他觉得自己一直在海上。路易昏迷期间，我们用导管给他喂食，但他看起来还是单薄、瘦弱、营养不良，这个可怜的人更像是刚遭逢海难的幸存者。

虽然我们在路易的食物中添加了额外的蛋白质，但他患病仅仅五天后，身形好像只有他健康时的影子那般大小；即使处于昏迷状态，他每天也需要进行两次理疗，只是为了让他存续肌肉的力量，以便康复后能再次行走。对这种维持肌肉力量的日常工作我们已经习以为常了，我们配有一队受过特别训练的理疗师，他们构成了重症监护的支持性康复治疗的基础。在我们提供了足够的能量摄入后，路易却迅速变得消瘦和衰弱，究竟是为什么呢？

危重症会急剧改变你的身体吸取营养的方式。尽管我们能通过喂食管给重症监护病人提供过量热量，但他们在3天时间内就会损失多达20%的人体肌肉。[6]这一身形变化的罪魁祸首是大量分泌的压力激素，任何一个神经紧张的人都了解这种情况；而使用呼吸机哪怕只有24小时，其工作机制也会让人体的横膈膜变薄。[7]使用呼吸机仅两小时后，控制人体肌肉力量的基因就会关闭。与众人不同，路易现在面临的挑战是增肥而不是瘦身。

人类的故事其实可以被戏称为一场在20万年里努力寻求食物、水和性爱的斗争。此后出现的一切——斗争、权力、腐败、爱、社会甚或医疗——都不过是这些基本需要的衍生物。如今，相较于营养不足，越来越多的人死于营养过剩。如果说乙醇是西方社会最具破坏力的物质，那么碳水化合物差不多可以排在第二位。尽管我们做了大量充满善意的宣传工作，肥胖症仍然迅速增长。单单是为了应对这种新的挑战，我们就需要更换医院里的各种设备：把床换成更大、更结实的，电梯也是。我们需要安排可以专门推举重物的人员，甚至要增大入口大门的宽度。有时我们甚至考虑借用动物身体扫描仪来给某些病人做扫描诊断。[8]事实证明，人类过去50年间倡导的低脂饮食理念在极大程度上已经事与愿违了。问题出在高碳水化合物的精细食物上，碳水化合物通常巧妙地隐藏在蛋糕、白面包和含糖饮料里，这些食物对体重增加、身体抱恙负有主要责任。然而，那些号称提供"低脂"替代食物的运动却存在误导，[9]它们用精制糖[10]代替了脂肪[11]，结果可能反而提升了肥胖水平。不幸的是，由于糖分含有高热量，在过去这对人类的生存至关重要，因此我们难以摆脱对甜品的硬性需求和永远得不到满足的食欲。自私的基因最成功的策略——对食物的热爱——可能是人类面临的最大挑战。

路易从重症监护室转至肝胆科病房没几天，我就去看望他。我查看了他的血液检查数据，十分确信他再度面临肝衰竭。他的诊疗记录表明他仍在呕血，而我们曾考虑过的搭桥手术仍未实施。我不禁感到疑惑：只有这一个选择能帮到他，我们为什么不赶紧做呢？

在和路易聊过后，这个问题的答案就很清楚了。我陷入了一个常见的陷阱，就是只关心何者可行，而不顾何者可取。路易身体虚弱，他的状况不是我10天前遇到他时才恶化的，过去10个月以来，他的身体越来越弱。路易明确、热切地告诉我，"值得一过的人生"对他来说有多重要。他坚持要自主生活，但过去这几个月他连自己离开屋子都很难做到。路易希望我们的治疗能帮他寻回他熟知且热爱的独立自主的生活，要是因为多器官衰竭而再次转入重症监护室，对实现这个目标将毫无帮助。没有什么办法能实现这个目标。他对此很清楚，所以他真正想做的事情很简单：他邀我一起喝一杯，不是喝酒，只是喝水。

我仔细考虑是否应该递给路易一杯水。他的鼻腔内仍然插着管，流着少量的血。他还在咳嗽，要是他呛到了怎么办？这时候喝水安全吗？在看过他的诊疗记录后，医疗团队也认同路易的结论：积极治疗已经不符合他的最优利益。治疗不见得有效，而且就算有效，路易的病情也过于严重，加上慢性健康问题，他再也回不到自主生活的状态了。于是，我们将精力主要放到舒缓症状上，而不是寻求一劳永逸的治疗。路易很渴，而在这一点上我能帮到他。

我给路易倒了杯水，把水杯拿到他干裂的嘴唇边。路易咽水的同时，他的喉结一起一伏，他张开眼睛，看着我笑了。他用沙哑的声音说道："谢谢你，孩子。真是雪中送炭啊。"在我成为初级医生的第一年里，递给路易一杯水这个简单动作，却成了我最心满意足的经历之一。后来，值班结束后，我去跟路易告别，就在我转身离开病房时，路易的身体向前一倾，一股鲜血溅到地板上。几分钟后，他过世了。

那晚，我与家人外出就餐。我一直在想着路易。吃饭的时候我习惯性地喝了一杯冷啤。我是不是不该喝？就在几个小时前我才看到那番景象，如今我又重蹈覆辙？有时我真觉得自己是个伪君子，连自己的忠告都不听。在"只活一次"和活得健康之间谋求平衡是很难的，对此我当然没有什么简单的答案。

丹妮在被诊断出患有克罗恩病时才 21 岁。1932 年，这种病症以纽约内科医生伯里尔·克罗恩之名命名，[12] 它所导致的免疫失调能影响从你的嘴唇到你的肛门之间整个胃肠道的任何一处。克罗恩医生在 90 岁退休之前一直在研究这个病症。他发现，在病症影响下，免疫系统不再是能对有害病原体做出反应的监控机制，而是开始伤害自己，攻击纤细的肠壁。与许多自身免疫性疾病类似，这种从助手到猎手的角色转变，其背后的准确原因，我们至今仍不得而知，但可能的原因包括环境感染、遗传倾向和生活方式的选择。[13] 这种攻击在短期内会造成腹泻、不适和体重减轻。如今，有了类固醇、现代免疫类药物以及针对病人的健康教育，大多数人都可以成功地控制这种疾病，甚至除了亲密朋友和家人外，其他人都不会知道患者在与这种病作斗争。然而，在一些经常反复发作以及严重发作的病例中，它仍可能是致命的。

受伤的肠道与其他受伤组织无异，在经历这些攻击后会尝试自我修复。如果攻击频繁且无休无止，那么修复机制便会产生瘢痕。肠道里的瘢痕与你脸上的伤疤不一样，前者会产生深远的后果，后者要面对的只是如何化妆掩盖这个难题：这种瘢痕组织，可能会肿胀，分裂，粘连。如果狭窄的肠道粘附到一块儿，可能会形成一种叫瘘管的通道，使得肠道的内容物从一段泄入另一段。瘢痕还可能造成堵塞，当肠道试图收缩时，产生的压力会引起痉挛性疼痛。这些并发症，丹妮全部都有。

我与丹妮相遇的十年前，她接受了强有力的免疫调节药物治疗，虽然如此，她仍经历了一次严重的克罗恩病发作。原本数日的发病期已经延长到了几周。一天早晨，她的腹痛异常严重，便被送进了医院。丹妮出院后，她再也不能像普通人一样进食了。

那次发病时的剧烈疼痛是因为"急腹症"。当外科医生向下按压她的肚子时，疼痛急剧增加，她腹壁的肌肉也变得像木板一样坚硬。这意味着她腹部一层薄薄的防护内衬，也就是腹膜，已经因为肠道内的病症而发炎。她的肌肉正加紧收缩，以保护内部的重要器官。急腹症的病因十分广泛，最常见的原因是肠道发炎或穿孔。阑尾炎或憩室病（由于累年便秘而导致肠道的囊状凸起感染）就有可能导致急腹症。其他病因还包括胃溃疡破裂、血管破裂、肠道供血不足或肝胆感染。

医务人员给丹妮的腹部做了一次扫描，结果显示她可能需要接受一次艰难的手术：她 5 米长的小肠的多个肠襻粘在一起，这些肠襻与肠道完全阻塞的区域本不该相连。还有证据表明她的肠内容物正从肠壁洞中泄露，导致严重的感染。丹妮急需接受剖腹手术，在这场手术中，医生首先会切开她腹部中间的皮肤，然后是肌肉和结缔组织层，内部器官便袒露出来，光是到这一步就已经很难、很危险了，别提还要对肠部进行修复。

剖腹手术是最容易导致病危的手术。[14] 即使消化道潜在的问题相对较小，进入腹腔器官的手术流程也往往会使患者在术后恢复困难。有时我们能利用微创技术，将塑料管插入多个直径 1 厘米的创口中，用摄像机查看内部，再用设备修复身体的问题。微创手术过程中每小时须向腹腔充入多达 50 升的气体，使腹腔向上膨胀，就像圆顶帐篷一样，我们能看到腹腔内部的摄像机灯发出的红光。早期微创手术使用氧气作为充入气体，该技术的早期试验并不成功，甚至曾导致病人腹部起火。再也没有比腹中起火更糟糕的火灾了。如今氧气已被用于灭火器中的气体（二氧化碳）取代，谢天谢地，不会再起火了。使用二氧化碳还意味着可以安全利用电流轻轻灼烧被解剖组织的边缘，这样有助于减少出血。

尽管经腹（微创）手术取得了极大进步，甚至可以用机器人辅助，但在有些情况下使用微创技术是不可行的。丹妮的肠道结构极为复杂，存在大量粘连、漏洞和堵塞情况——这么严重的情况不可能只用摄像机来指导手术操作。这场手术须用到我们迄今为止最先进的外科手术技术：外科医生的眼睛和手指。

剖腹手术会给病人带来三大挑战。第一，将腹部内容物向外界的冷空气敞开并对其进行处理，会导致巨大的体液移位和流失。你身体的75%都是水。当你阅读这本书时，你每小时通过呼吸、排尿和出汗损失70毫升的水分。如果你在游泳池边或海滩上度假时阅读这本书，你的水分损失量将翻倍。而如果我切开你的腹部，就算什么也不做，光是因为蒸发，你每小时将失去超过400毫升的体液——更别提手术操作还会导致血液流失。当你命悬一线时，你的血管和各个器官的脆弱内层就会破裂，导致体液渗出。体液渗出则会导致面部、手臂甚至肠道肿胀。因此，我们用静脉输液来弥补这些体液损失，并使用监护仪来小心平衡补给量。

做完剖腹手术后，病人还面临第二个挑战。无论何时打开身体的隔腔，细菌都会进去，哪怕在看似无菌的手术室环境中也是如此。无菌从来是不可能真正实现的，哪怕杀死了99.9%的微生物，还是有数百万个等着你。像肠穿孔这样的疾病，会导致肠内容物漏入腹腔，引发严重感染。这种情况通常是多种微生物感染，其中包括正常情形下见于粪便的不同有机物的混合，还有真菌。

病人在剖腹手术的术后康复过程中面临的最后一个挑战极其严峻，这也是 10 年前丹妮做完手术后危在旦夕的原因。人类的呼吸机制依赖一个稳定的腹部肌肉系统，一块能自如移动的强劲的横膈膜，以及咳嗽的能力。一旦病人的腹壁在剖腹手术中被剖开，以上提到的这些机制都将受损：肌肉组织被剖开，横膈膜因可能触发疼痛而被固定住，咳嗽对病人来说也是困难的。我们试图利用硬膜外麻醉和镇痛泵等止痛措施来缓解这些并发症，但所有的干预措施都是效果与风险并存的。丹妮在术中发生严重感染，这时若往她的脊椎插入硬膜外麻醉导管，风险实在太大；但做不了硬膜外麻醉也就意味着，在 10 个小时的手术结束后，她的呼吸会变得困难、痛苦、无效。她必须使用呼吸机 3天，给足身体所需的康复时间。

由于丹妮病情复杂，仅仅修复她肠道内的堵塞和异常粘连等情况是不可能的。手术首先需要直接切除她的大多数肠道。丹妮原本 5 米长的肠道，如今只剩下 20 厘米。做到这一点还不够——肠道不仅从我们的日常饮食中吸收液体和能量，它还在吸收维生素和矿物质方面扮演了重要角色。丹妮腹内仅剩 20 厘米肠道，她无法再有效吸收热量、营养物质、液体或维生素。若是 30 年前，丹妮会逐渐凋零，最终死去。幸运的是，当她 10 年前命悬一线时，医生们已经有了解决方案：他们直接往丹妮的血流内注射营养物质，她幸存了下来。

1969 年，医生在治疗患有肠癌的新生儿过程中首次运用全胃肠外营养（TPN）。[15] 全胃肠外营养包含最基本的日常饮食中营养均衡的所有基本元素，它无须经由病人肠胃道消化吸收，而是直接被注射到病人的血液中。说回丹妮，她的肠道已短到无法吸收对生命来说最基本的营养物质，所以我们需要找一条替代路径。不让营养物质通过消化系统吸收，那就只好直接注射到她的血流里了。

全胃肠外营养是高脂高盐的，不能简单地从手部血管注射。我们必须将它注射到较大的中央静脉里。营养液中的糖分、蛋白质和脂肪也为微生物的生长提供了理想的培养基，因此，我们利用皮肤的保护系统，在身体表面的各个部位下铺设专门的塑料管道，营养液经过这些管道后才深入血管之中。这些植入体内的塑料管道是永久性的，这样病人在家里也可注射液态食物。只要仔细处理这些管道的开口处，就能最大限度地减少异物感染的可能。

我见到丹妮时，距离她第一次用血管而非口腔"食用"餐点已经过去 10 年了。在这 10 年间，我去过的餐馆不计其数，丹妮却从未去过任何一家：0 真是个一下子就能记住的数字啊。虽然她可以小啜一口尝尝味道，但十年间她的确没完整吃过一顿饭。这让我既惊讶又害怕，医学可以解决某个问题，但也创造出了其他问题。

丹妮听到其他病人抱怨医院伙食难吃，她告诉我，自己愿意付出一切，来体验一下这些饭菜究竟有多难吃。购买、制作和享用食物，是我们许多人日常经验的核心。我可能会在派对上咬开几枚橄榄，在电影院购买价格过高的爆米花，或者品尝我九岁女儿的生日蛋糕。这些进食行为与提供营养并不直接相关，而是让人们的经验更加丰富——这一点，全胃肠外营养永远做不到。然而，丹妮是个坚强、独立又鼓舞人心的姑娘，她不会被这种事轻易打倒。她坚忍而勇敢，在和朋友一起下馆子或开派对时，朋友们用餐，她则会依据心情和端上来的每道菜选择不同味道的口香糖咀嚼。她将食物泵装在一个昂贵的设计师包包里，在英国罕见的炎热夏天，她不会为露出身上的疤痕而感到尴尬。

我遇见丹妮时，她因为一次严重感染重新回到十年前入住的同一间重症监护室。我们担心她腹部再遭病变，这一次她长期服用的缓解克罗恩病的免疫药物，也让情况更加糟糕。值得庆幸的是，她的腹部扫描结果让人松了口气。接下来我们将注意力集中在她体内植入的塑料管道上，那些管道植入她皮下的时间比我女儿的岁数还要长。由于塑料管道是潜在的感染源，我们花了好大气力将其移除，但这是必要的工作。我们之前不能百分百确定这么做是否正确，但最后证明移除这些生命线的决定确实做对了。这些维持她生命的塑料管道实际上几乎快要了她的命，她赖以生存的食物已经在管道里滋养出了细菌和真菌。第二次入重症监护室，丹妮只待了3天就恢复了正常的身体功能。丹妮回家之前，我们在她皮下植入了一条新的线路，很快她又可以把食物泵放回自己的皮包里了。

我们依旧会在重症监护室里遇到有消化道问题的病人。进入重症监护室的，有接受过针对癌症和感染的大手术的病人，也有胃溃疡破裂、大量呕吐而食管破裂的病人。当隐藏的肿瘤渗漏，而去除肿瘤所需的手术困难又漫长时，肠癌就可能会让病人命悬一线。而我们要时刻做好准备，为这些病人的存活而战。

现在，病人做完剖腹手术后的存活率已经比40年前翻了一倍。[16] 我们有新的手术器械，能比以往更快、更安全地将肠道重新连接在一起。我们从太空探索领域借鉴了在极端压力情况下滋养和保护身体肌肉的做法。[17] 替代肝脏[18]和胰腺[19]功能的仪器已经在进行医学试验，它们将为患者提供战胜病痛所需的时间。要是病人腹部再次"起火"，重症监护专业人士随时准备将其扑灭。

R

第八章 血液

生命的乳剂

过去百年间最知名的科学家之一卡尔·萨根曾说过一句名言："你我皆为星尘之子。"[1] 数十亿年前，在一颗红巨星内部发生的剧烈运动中，氦、碳和氧等轻原子被压碎混杂，形成了恒星可聚拢的最重的原子类型。那一刻，恒星转变为超新星，其爆炸将铁元素抛向整个宇宙。如今，当你拿起这本书时，你血管里就流淌着4克这样的"星尘物质"。这种铁元素让我们的血液呈深红色，也是它让哺乳动物得以吸入富含氧气的空气，并清除代谢过程中的二氧化碳废料。而我们的祖先也正是用这种金属第一次锻造出武器，令他人血溅当场。

血红蛋白被包裹在30万亿个血红细胞内部，而铁正是血红蛋白分子的关键成分，血红细胞以每分钟5升的速度在身体内部运动。血红蛋白能让氧气结合到自身表面，由此将氧气从肺部转移到你身体的每一个细胞中；同时它也能相应地将有氧代谢产生的二氧化碳携带到肺部，让其随着我们呼气排出体外。我们的血液是由血红细胞与白细胞、血小板、蛋白质和水共同构成的乳剂。如果将你体内的血液全部抽干，它将迅速填满 7 个酒瓶。

然而，如果你想亲身证明这个事实，会发现血抽出来后就倒不回去了，这是因为进化让我们产生了极为有效的凝血系统。一旦身体组织受损，血红细胞和蛋白质之间几乎瞬间就会发生反应。级联效应会快速召唤其他细胞来助阵，产生凝血物质，阻塞任何外溢路线，甚至会引发血管收缩。你的身体会倾尽全力阻止血液外流，保护你的生命。

纵观人类 600 万年进化史，大多数成果具有攻击性，而凝血反应是有益的。它能帮助我们从跌落、猛兽袭击和同类攻击中幸存下来。然而，对于如今习惯于久坐、躺沙发的人类来说，这种生存调整却成了一种生命威胁。目前人类不活跃的、久坐办公的生活方式让血液无法有效流动。缺乏规律的肌肉收缩会使血液静止，从而导致血液粘滞和血液凝块。血液凝结过易和血液不凝结的平衡之间存在一条可调节的细线。如果用超声波扫描你的小腿静脉，经历长途飞行后，扫描发现血块的可能性会比正常状态下高出两倍。[2] 这表明哪怕是短时间内不移动，加上加压机舱环境导致的少量脱水和低氧张力，就足以影响你的凝血系统。再试想一下重症疾病隐含的一些因素，血液凝块常见于重症监护病人体内也就不足为奇了。因为被迫久卧，重症患者出现轻度血液凝结的概率接近30%。这些小血块通常是病情导致，而非病因，因此不需要治疗，但若病人出现新的大血块，则可能会有生命危险。

有个人与该领域紧密相连，他就是19世纪德国内科医生鲁道夫·路德维希·卡尔·菲尔绍，菲尔绍要是生活在当下，会很难适应结构化的医学培训项目。他是一名人类学家、病理学家、史前史学家、生物学家、作家、编辑、政治家和公共卫生先驱，他的朋友称他为"医学教皇"也就不奇怪了。[3]菲尔绍向我们描述了血块是如何在腿部静脉内形成的，又是如何穿过心脏腔室进入肺动脉。我们将这些血块称为肺栓塞，而且多亏了菲尔绍的努力，我们知道了栓塞形成的三大要素——血管受损、血液黏稠度增加、血液流动率降低，我们称之为"菲尔绍三要素"。

重症监护室里病情最重的患者会数日躺在病床上，连眼皮都动不了，所以这里的病人无一例外都具备菲尔绍三要素。因为流血、输液和治疗，液体不断注入病人体内或从其体内抽出，而且由于针头和塑料管的插入、拔出，病人的血管也会受到损伤。更糟的是，病人所患疾病有可能进一步诱发血块产生。

在重症监护领域，几乎不存在得到试验证据支持、确定证明可治愈疾病的治疗方式；[4]在我看来，重症监护的疗法限于使用抗生素、类固醇，利用手术，争取时间。因此，重症监护医学的主要目标应该是避免病人受到未来潜在的伤害，同时支持器官运转，并充分提供这些有限但有效的治疗方法。血块是一般会伴随重症出现的并发症，我们一方面利用物理设备来促进病人腿部血液流通，另一方面通过药物降低病人血液的凝结性。不过尽管做了这些努力，仍有三分之一的重症病人会出现血块症状。[5]

梅洛迪 5 岁的时候失去了爸爸，在那之后妈妈抚养她长大，她好似为烛光守夜的萤火虫一般对待自己的生命。梅洛迪被学校开除，而后又多次被解雇，次数多到连她自己都数不清，她唯一没有断过的就是毒品和居无定所的状态。她的身体状况每况愈下，起先是因为酗酒，然后升级成吸食大麻，再后来她在自己血管上扎了个洞，往里面注射毒品，那年她才 19 岁。

我们是在一个潮湿起风的周六凌晨见到梅洛迪的。一位照顾无家可归者的慈善工作者因为担心她呼吸有问题，就把她带到了急诊部，这么做是对的。梅洛迪表现出肺炎的基本症状。鉴于她的病情严重，我们必须迅速为她安上生命维持器。在接下来两天的重症监护中，梅洛迪逐渐好转，她的供氧需求量逐渐减少，也不再需要强劲药物来维持血压。但到了第三天早上 7 点，她的心跳毫无预兆地停止了。

我的同事霍姆斯医生及时赶到梅洛迪的病床边。治疗团队已经为她实施了几分钟的心肺复苏术，但未见成效。霍姆斯医生迅速地大声重述梅洛迪的病情，他脑海里已经开了一发示警枪。这个年轻姑娘的病情之前一直在好转，而不是变差，如今却突然恶化，甚至导致心脏停搏。在心脏停搏前几分钟，她的供氧需求量突然增加，这应该不是因为心脏病，也不是因为感染加重。这种情况听起来像是由于一个大血块进入了她的肺部，虽然我们没有时间通过完整的 CT 扫描来证实这一点。对肺栓塞盲目进行血液抗凝和稀释治疗可能会导致梅洛迪全身严重出血，尤其是她的大脑内部。霍姆斯医生在冒险施救之前需要更多的证据，但他每耽搁一秒，梅洛迪的大脑就更加缺氧。为了获得答案，霍姆斯医生取来了在角落里一直默默无闻的机器——他用超声波扫描仪扫描梅洛迪的心脏。

你很可能今天就使用过超声波，只是没察觉而已。回想一下，你今天是否给自己的电动牙刷或手机做过无线充电？你有没有借助停车传感器来停车？又或许是某个入侵者触发了你家的防盗警报，你被报警声弄醒了？人类的听觉最高可以分辨出 20 千赫兹频率的声音。超过这个频率的声音，我们的听觉系统就无法检测到了，这些就是超声。若非如此，你就能听到顺着电线的持续脉冲信号、日用物品震颤以及动物交流发出的折磨人的声响。同你的汽车收音机一样，这些声波的频率越高，接收到的信号的质量就越好。这就是为什么用短波调频广播电台听音乐，比用长波调频广播电台听体验更好。波长越长，频率就越低，质量就越差。但这些长波也有一些优势。你开车穿过隧道或行经山脉附近时，短波调频广播会迅速消失，而用外语播送的长波调频广播电台却依然可以听到。这些低频声波的音质虽然不佳，但穿透性却十分优秀。

人们第一次利用超声生成医学影像是在 1942 年，由奥地利医生卡尔·西奥多·杜齐克在诊断脑部肿瘤时实施。[6]他将声波穿越人体组织引起的振动转化为图片，那些图片看起来像是把身体切成了一片片。20 世纪 50 年代，苏格兰教授伊恩·唐纳德在看到格拉斯哥的船厂利用超声波识别金属接缝中的瑕疵后受到启发，大幅改善了超声波成像的临床应用。[7]唐纳德后来成为格拉斯哥大学的产科学教授，他将这种"金属探伤仪"技术运用到了人体探伤上。[8]如今我们能看到子宫内未出世婴孩的相貌就是多亏了他的发明。产科超声的发展可能仍然是这项技术目前最广为人知的用途，但如果你的心脏、胆囊、肝脏、主动脉甚至肾脏曾做过扫描，那都要归功于超声技术。

随着可移动、高质量、价格合理的现代设备出现，超声技术改变了整个重症监护医学的临床实践。虽然，起初医生只是利用它将针管安全插入病人的血管，但如今我每一天都在利用它为病人诊疗。我用超声波查看他们的颈部构造、心脏瓣膜、肺膜、肾脏大小、肝脏与手臂的血管，甚至是眼球后方神经。通过最高可达十兆赫的高频探头，靠近体表的构造就能显示在漂亮、高质的影像中。你可以仅凭屏幕成像就轻松识别出手臂上的肌腱、血管和神经。像肾脏这样稍深一些的构造，就需要依靠慢一些、长一些的声波穿透你的肌肉和脂肪，大概三兆赫左右。这些检查都可以在病床边解决，如果是突发车祸，甚至直接在路边也可以做检查。现在我们有一系列对导致患者病情深重的原因进行快速而准确评估的方法，超声技术就是其中之一，它能帮助我们在正确的时间，给正确的患者实施正确的治疗。

当霍姆斯医生看着心脏停搏的梅洛迪，在脑海里开那一发示警枪时，他回想起自己曾额外受过的心脏超声波成像训练，这种水平的超声波扫描一般仅心脏科专家能实施。他使用一个心脏超声探头，迅速检查了梅洛迪不再跳动的心脏。他立即就看到梅洛迪的右心室肿大，这里泵出的血液一般是流向肺部的。心脏右侧腔室与肺部之间的任何阻塞都会导致反向压力，从而引发心室肿胀。有了这一证据，再加上霍姆斯的洞见，他做出了一个艰难的决定：他给梅洛迪注射了一剂强效抗凝药，能击破她全身任何一处血块。

但这个药的效果是无差别的，它可能导致梅洛迪出现严重出血。如果是体外出血，我们当然能直接观察到，但她体内是否出血我们无从得知。治疗团队继续为梅洛迪实施心肺复苏术，用力按压她的胸腔，这时超声波扫描仪屏幕上的影像发生了变化。梅洛迪微弱挤压的心脏运动变得越来越强，20分钟后，它开始自行跳动了。梅洛迪的血氧水平提升，肾脏开始泌尿，瞳孔开始对光产生反应，这证明她的大脑没有损伤。

那天上午晚些时候，当我见到梅洛迪时，她的状态已经平稳，可以接受肺部和脑部扫描。霍姆斯医生经历了变故频发的夜班后打算努力入睡，那天下午他给我发了条短信，我很高兴地回复说他做了正确的决定。梅洛迪的肺部扫描结果显示，有一个巨大的血块横亘在为肺部供血的主要动脉之间，她脑部扫描未见出血。霍姆斯医生在正确的时间，给正确的病人施用了正确的治疗，5天后，梅洛迪自行离开了重症监护室。

成为初级医师后的几年里，我和一位外科医师共事，他时常鼓励和启发我们，我们称他拉德尔先生。拉德尔先生的专长是血管外科手术，这种手术旨在修复血管这一承载了我们充满铁元素的生命乳剂的管道。在这样的手术里，一个错误的决定或者一次失误就可能造成病人大出血。拉德尔先生是一位了不起的外科医师，他不仅知道如何操作手术以及病人何时需要手术，还清楚何时不需要手术。观摩他实施手术已经很吸引人了，他在医学职业外的生活也同样引人入胜。我一般会把年假用于去康沃尔露营，或是在威尔士冬季里罕见的晴天寻求片刻喘息，他则会骑着无鞍马穿越阿富汗的山脉，或是去夏威夷冲浪，挑战被称作"大白鲨"的巨浪，又或者攀登珠穆朗玛峰。在金秋来临之际，他再次探险归来，这次他的冲浪车会承担一个截然不同的功用：拯救生命。

特里斯坦刚刚度过了一个不眠之夜，他坐在早晨第一缕秋光之中，浑然不知仅一个小时后自己就会命悬一线。他昨晚服下的止痛药并未将腹部的疼痛减轻半点，这股痛感似乎要将他沿着肚子中间一直到背部肌肉这条线撕扯开。但在威尔士熔铸钢铁工业中心数十载如一日地工作，让他成为一个坚强的男人。他极少抱怨，也从不去看医生。除了这周。他坐在电话座机旁边，以防错过几天前扫描结果的通知电话。早上8点，这部老式电话果然响了，但话筒里传来的声音却不是他期待的全科医生。

拉德尔先生差不多和特里斯坦同时起床，他刚从印度旅行归来。拉德尔启动自己那辆大众冲浪车，早早地就开去上班了，这天他不用临床检查，全是文书工作。他办公室门下面塞进来一张扫描结果报告，正面用红色钢笔写了

"紧急"二字。这份扫描报告并不好读，但拉德尔先生还未来得及读到最后一句，就急忙拿起电话，拨通了一个他并不熟悉的号码。接电话的是特里斯坦。他还活着，这至少算是个不错的开端。

人体内最大的血管是腹主动脉。直径通常仅有 2 厘米，它从心脏左侧腔室出发。它的第一个分支流向冠状动脉，冠状动脉会向心脏补充血液。然而它会弯曲成马蹄形，此处出现第二个分支，流向头部和胸腔。最后，它在双肺之间向下延伸，硬挤着通过横膈膜上的开口，穿过横膈膜后它就成了腹主动脉。

即便我们身体无恙时，腹主动脉受压也是很高的。[9] 若是加上高血压、长期抽烟或者摄入高胆固醇导致血管变硬，这种机械强压对腹主动脉来说就会过高。一旦血管发生撕裂，血管壁将破裂，血液很快就会外流。起初可能是主动脉内膜撕裂，导致少量血液外溢，血流从内部将内膜剥离开，并形成"假"通道，使更多的血液通过通道外溢。如果外溢发生在血管前部，血液就会进入开放的腹腔中，结果病人会由于灾难性的大出血而迅速死亡。然而，腹主动脉的背面位于腹腔后部，周围是结缔组织和肌肉组成的腹膜后间隙。如果发生出血，因为创口外部压力大于血管内部压力，就会产生"阻塞"效果，血液外溢会暂时停止。但这种假稳态势能持续多久很难预料，有时仅为几分钟，有时是几小时，甚或几天。在这段时间里，病人会出现强烈的腹部疼痛，一直延伸到背部。特里斯坦经历的正是此种情形。

特里斯坦接电话几分钟后，就有人来敲门了。他从自家窗户往外瞧，能看到一辆尚未熄火的灰色面包车。特里斯坦一打开前门，拉德尔先生就开口道："你好，特里斯坦。不好意思这么急赶过来，但我真的必须把你接到医院去。"

在看完特里斯坦的扫描报告后，拉德尔先生明白他已经没多少时间可浪费了。特里斯坦腹部直径七厘米的巨大主动脉瘤破裂，进入腹膜后间隙，如果不即刻接受手术，他会死的。特里斯坦家离医院就几分钟路程，拉德尔先生怕时间来不及就没通知救护车，自己驾车赶到特里斯坦家，小心翼翼地将他扶到冲浪车后部的小床上，而后谨慎地开车回到医院。他已经跟急诊手术室打了招呼，手术室为下一步工作做好了准备。他还给重症监护室打了电话，因为他清楚哪怕特里斯坦熬过了手术，仍需要依靠重症监护室的机器设备和照料才能活下去。他还打电话给值班麻醉师，我实习的那段时期，正好就是值班麻醉师。

黎巴嫩裔美国外科医生迈克尔·德贝基将血管修复的方法推进到了最前沿。德贝基医生的一生极为传奇。他发现了吸烟与肺癌之间的早期联系，实施了世界上最早的几次心脏搭桥手术中的一次，引入了一些在我们的重症监护室中至今仍必不可少的手术。[10] 他甚至试验了世界上第一个机械心脏设备，这种设备正迅速成为一些无法实施心脏移植手术的病人的合理替代疗法。[11] 德贝基医生97岁时遭遇了一次灾难性动脉瘤破裂，但他一直坚持工作到99岁高龄。历时7个小时，他终被自己发明的手术救了过来，而后常住重症监护室。他病逝时，离百岁寿辰仅差两个月。

在许多大型手术中，成功进行"解剖式"修复只不过是确保病人术后幸存的开始。一场大型手术带给病人的生理压力不亚于一场大型交通事故——它会增加病人所有主要器官的需氧量，心脏功能需要表现得更为强大，也需要肾脏持续运转以存续水分、减少血液流动。大型手术会增加心脏病、中风、感染、肾衰竭和肝衰竭的风险。因此，和所有医学领域一样，外科医生、实施手术和缝合伤口这三个因素好比管弦乐团的一部分，三者需要共同协作，才能确保病人的生命安全。

我将最适合特里斯坦病情的麻醉剂注入他体内，他的眼睛慢慢合上了。我们得维持他的血压，确保血流能持续通过他的各个器官，但也不能让血压过高，以免导致进一步出血。我们对特里斯坦使用了比海洛因效果还要强百倍的镇痛药，以免将呼吸管插入他的气管中时，他的身体发生排斥反应。我们监控了他的脑电波，仅对他施用适量的麻醉药，使他暂时失去意识，同时将麻醉药对身体其余部位的影响降至最低。没过多久，我们又将大直径的塑料短管插入他的静脉中，利用流体动力学理论来增加输血时的流速。这一切都是在一间手术室里，由右手持刀的拉德尔先生实施的。麻醉剂会使特里斯坦腹膜后间隙周围的肌肉松弛，由此移除了唯一防止他流血致死的力量，因此拉德尔先生需要在麻醉剂生效后几秒钟内就做好手术准备。

显然，手术刚开始几分钟，特里斯坦的情况突然变得危急。原本用于尽快清除手术区域以便我们将新鲜血液推回特里斯坦体内的塑料管，一下子回吸了大量血液。当然，泄漏的血液并未被浪费——一台用于保存细胞的机器利用离心力将红细胞分离出来，再将其输回特里斯坦的体内。当血液从特里斯坦主动脉上的小孔中流出时，机器会施加压力，血液因此通过多根塑料管重新进入他的静脉。

我们必须让特里斯坦的体温保持正常，这样他的血液才能以正确方式凝结。我们用机器加热了一些捐献的血液，这些机器通过在输送血液的管道周围循环热水产生加热效果，其原理与地暖系统类似。虽然我们可以利用药物和设备来减少出血，但一旦涉及创口大量失血，最简明的方法就是堵住它。特里斯坦的主要麻烦不是体温过低，也不是凝血系统失效，更不是缺少凝血药物，他的麻烦在于主动脉上出现了一个大洞，最根本的解决方法就是把这个"水龙头"关上。拉德尔先生叫来他的外科同事帮忙，与此同时，我能做的事只有一件。我与一位麻醉科主任医师站在手术帘的一侧，监测特里斯坦的生命体征并给他注入强效药，但手术帘的另一侧更需要我。

与其他行业一样，医学界的小团体主义倾向十分严重。这种倾向一方面能增强团队凝聚力，在相对陌生的成员之间快速建立信任，但另一方面，它也会破坏良好的病人护理工作。某天你可能是和一组外科队伍合作，组员们对非外科手术队伍管理病人的方法吹毛求疵。第二天，你可能就换了队伍，对旧同事们倒打一耙，将沮丧和愤懑发泄到他们身上。在像特里斯坦这样危重的病例中，我们没时间再搞小团体主义那一套了。尽管当时我隶属于麻醉师团队，但特里斯坦需要我为他做别的工作。他急需通过手术止住大出血，而我正好能帮上这个忙。手术帘将麻醉师和手术医生分隔开，我径直走到帘子另一侧，穿上手术服，将手探入特里斯坦的身体内部。我接下来做的工作其实用不了多少技巧——只不过是夹住特里斯坦的组织，然后用吸引器吸血——但这个简单动作能让拉德尔先生看清特里斯坦体内的状况，并将手术夹准确地放置在他的动脉瘤的狭窄处。这切断了特里斯坦整个下半身的血液供应，包括肾脏和肠道，大出血止住了。我们关上了这个"水龙头"。不出一个小时，我们用移植材料替换了他病变的部分主动脉，然后将伤口缝合。

尽管手术工具终于能放到一边了，手术团队也可以休息一下了，但特里斯坦的疾病才刚刚开始发展。他的肺部充满体液，导致无法安全撤掉生命维持器。我们给他拍了胸腔 X 光，片子显示出大片的白色絮状区域，这些区域原本应该是充满空气的黑色部分。之所以会如此，是由于术中我们输送了大量血液和液体，此外他的身体对大型手术产生了炎症反应。我们使用的额外凝血物质——多见于正常血液中，但捐献储存血液中少有——也含有白细胞，它们会对特里斯坦的组织发生反应，并引发输液相关的急性肺部损伤。

特里斯坦的心脏也非常虚弱。血管类疾病极少仅发生在身体的某一块区域，目前看来，引发特里斯坦主动脉破裂的相同病理也存在于他的心脏和脑部。为了应对身体的危重症，他的心脏已经进入了跑马拉松的状态，只是此时他的心脏并不具备健康、训练或年轻的优势。

另外，自手术后，特里斯坦导尿袋里的排尿量每小时都在减少。虽然手术应激反应的确会导致大脑分泌抗利尿激素从而自然减少排尿量，但罕有少到这个程度的。我们对特里斯坦的肾脏做了血液检测，结果证实他出现了肾衰竭症状。一般而言，为了给病人安装人工肾，我们会注射血液稀释类药物，但这种药物会增加特里斯坦的出血风险。

我们只好另辟蹊径，在人工肾的导管内使用柠檬酸盐。柠檬酸盐能够与形成血块的基本元素钙结合，由此防止血块在导管中形成。若不如此，人工肾导管内形成的血块便会造成严重的阻塞。

尽管我们有机器和药品来协助解决这些问题，但我们最担心的是特里斯坦出现便血。在手术中挽救了他生命的外科手术夹，也使血液向肠道的供应停止了。动脉瘤是被修复了，但肠道缺乏血液供应的情况可能会持续存在，导致组织缓慢坏死和出血。我们只能把特里斯坦从重症监护室重新推到手术室，让拉德尔先生把他因缺乏血液供应而逐渐坏死的肠道切除，这样做风险很大，但我们别无选择。

对特里斯坦来说，危重状况从几分钟延续到了几个小时，又从几个小时延续到了几天。我一般会告诉家属，从彻底的危重症中康复所需的时间总是会比他们以为的要久得多。即便是患有可逆性疾病的最年轻、最健康的病人，要使身体机能恢复正常可能也需要几个月的时间。特里斯坦虽然从两次紧急手术的猛攻中幸存下来，但他十分虚弱。若要撤掉呼吸机，我们得给他做气管插管术；他的肾脏刚开始工作；他余留的肠道难以消化食物，需要通过静脉输液来补充营养。

在重症监护室医护人员的帮助下，拉德尔先生将特里斯坦带到了秋日阳光下，特里斯坦还戴着呼吸机，这是拉德尔用冲浪车接他来医院后他第一次出门。特里斯坦坐在医院花园里，聆听微风徐来，目睹树叶飘动。尽管仍然病得很重，但他还是可以与人交流，会在看自己喜爱的电视节目时会心一笑，他终于能与家人重聚了。他还能告诉医疗团队，如果情况恶化，他想要什么，不想要什么。尽管特里斯坦缺乏身体上的自主性，但他确实重获了精神上的独立。最终，特里斯坦病情恶化，他自己做了选择，在平静中离世。我们没有阻止死亡的到来，但我们确实用意义、选择和尊严延长了一个生命，这本身就是善。

手术并非血管外科团队为特里斯坦这样的病人做出的最后贡献。在拉德尔先生的外科同事亨吉斯先生的带领下，研究小组很快实施了一项新的动脉瘤筛查计划，该计划邀请一些有患病风险的健康人士，对他们的主动脉进行无痛超声扫描。小组将为那些被扫描出长有动脉瘤的病人，在可控的、理想的环境下进行有规划的外科修复，以免动脉瘤继续生长，威胁生命。该筛查计划与其他几个计划很成功，类似项目在全国范围内开展。[12] 据估计，全国因动脉瘤破裂死亡的人数减少了一半。[13]

第九章　灵魂

死亡的延续

在重症监护室，我们频繁与死亡打交道。总的来说，移送重症监护室的病人中，有五分之一会走向死亡，[1] 通常的情形是：进一步治疗已经不符合病人的最优利益，病人在相对可控的过程中故去。此时，我们的治疗将主要解决病人的痛苦和烦恼，同时不再提供没有任何益处的治疗。这自然而然会导致病人死亡，当然，是在亲朋的簇拥中。我们不应对此感到羞耻，重症监护医学不总是关乎史诗般的拯救、悬壶济世的高科技手段，它也包含耐心、诚实，是给哀恸的家属倒一杯茶，是与他们一同追忆往昔，承认生命之可贵。死亡并不总意味着失败；有时，对很好地度过一生的人而言，这是一个合适的结局。我们是拯救生命的专家，同时也会尽我等所能，让病人好好地走。

我在职业生涯刚开始时就遇到了这种情况。当时，身为一名年轻医生，我很高兴能在威尔士南部小镇布里真德一家氛围友好、彼此扶持的医院里工作。然而，不幸的是，我在那儿工作的时候恰逢当地社区发生一系列青少年自杀事件。被救时一息尚存的男孩女孩被送到我们的重症监护室，我们开始了艰难却日渐熟悉的诊断过程：评估他们的神经功能预后结果。这些孩子最终都离世了。20 个年轻人，未来还有大把美好的光景，在 3 个月间陆陆续续上吊自尽，留下 20 个家庭悲恸哀悼。[2] 在重症监护室，我们能看到全球心理健康危机尖锐的一面。我担心，心理健康领域在医学内无人在意，它急需支持、承认和公众关注。我有个请求：正在经历心理危机的人，请一定多和他人沟通；那些身在其位、有权施救的人，请一定要多多聆听。

如果警告已足够明确，我们也不愿走一条徒劳之路，但接受死亡始终不是件容易事。如今，三分之一的晚期癌症患者会在接受重症监护后死亡。[3] 这些病人的死期几乎早已注定，但他们最终是在接受医疗干预之后，身边满是器械设备，在家人的陪伴下离世的。相比于有效的临终关怀，普通的治疗方式会给他们带来更多痛苦和烦恼，也会带来更大的经济负担。[4]

对那些试图将病人从生死线上拉回来的人来说，凝视生命边缘会是一个沉重的负担。我认识的三位同事就因为种种原因跌进了黑暗，跟随那些已经死去的病人而去。医生的自杀率是其他行业从业者的两倍，让人吃惊的是，每

25个去世的医生中就有一人的死因是自杀。[5] 若还要面对病人投诉的情况，这一数据还会增加。[6]

从表面上看，我那些选择自杀的同事其实是最快乐、最无忧无虑、性格最稳定的人。医生被要求应对难题，在与病人家属沟通时要穿上"抗压斗篷"，但这种伪装会遮蔽他人的眼睛，让别人看不到我们也需要帮助。我们很难原谅自己曾犯下的错误。我们不会公开袒露这些错误，但我们深感愧疚。身处医学界内部，我们自身却面对着精神疾病的污名，更和其他行业的众人一样，要克服许多个人问题。

就我自己而言，突如其来、无法预料的死亡是最难接受的。我曾在一连串忙碌的冬季周末轮班中，照料一位年龄在85岁上下、名叫帕特里夏的老夫人。她的情况很不好，但通过治疗还是尽可能恢复到了可以转去普通病房的程度。她个性要强，知道自己想要什么，需要什么，而且很乐意让医务人员知道什么东西不合她的意。帕特里夏的眼睛很有神采，没人不喜欢她。某天，我不经意听到她在聊自己20世纪50年代身为蒂勒女子舞团一员的经历。我请她多说说自己的精彩往事，而她让我去买一本她写的书，书名是《穿斑点裙的姑娘》。[7]

那天吃午餐时，我读了这本书的内容简介，上面概述了帕特里夏逐渐名声大噪的过程，我顺手订购了。书封上是她身着鲜红色斑点连衣裙的标志性照片（见附录图5），我仍然可以从这张老照片中认出帕特里夏，因为她眼睛里的神采至今丝毫没有减弱。帕特里夏让我过完周末就把书带到医院来，她答应给我签个名。周一早上这本书从信箱掉出来时，我异常欣喜；我紧紧握住书，准备好签名笔，走进重症监护室。不幸的是，帕特里夏在周日深夜突然去世，再没有机会在我那本书上签名了，在那个周一早晨，反而是我在她的死亡证明上签了名。几个月后，我在当地报纸上读到帕特里夏身着那条红色斑点裙下葬的报道。我会心一笑，然后哭了起来。

人们自然清楚自己在工作中的表现是好是坏，很少需要明说。如果你从事商业，可以关注月度销售数据和财务目标。至于客服人员，人们一般会以客户满意度调查作为其工作表现评价的基准。在医疗行业，外科医生会在完成手术数月后看望病人，期待听到病人们说自己的生活因为那场手术而得到改善。家庭医生与病人的关系则要维持数十载，期间起起伏伏。

我在工作中得到的反馈通常都更直接。在值班中，我若是看到病人的情况在几秒、几分、几小时内得到改善，或是在使用强劲药物后，感受到他们冷湿的皮肤逐渐变得温暖干燥，就会心满意足。明亮闪烁的监视器屏幕上的数字每秒都在变化，我看着它们慢慢回到正常数值范围内，才满意地回家。长期而言，我会跟踪病人情况，看他们是否好转，是否转移到了普通病房，还是已经故去。

我有时的确会与转离重症监护室的病人见面。有些病人回来，留下礼物或字迹歪歪斜斜的手写信，上面写满了对未来的憧憬、对过往的赞美。但医生最大的特权，大到足以立即扑灭对医疗行业的倦怠感，是可以去病人家里拜访。重症监护室的工作或许是艰辛的，但一旦握住曾命悬一线的病人如今强健的手，这种艰辛的感觉立马就烟消云散了。无论是在大城市开跑车上班，还是拿到圣诞节奖金的短暂喜悦，或者在晴朗的周五下午提早下班，没有什么能与上述感受相提并论。我们身边遍布由重症监护设备和医务人员救下的生命，他们走啊，说啊，笑啊，在阳光下幸福地生活。我很幸运能在乔的严重脑损伤恢复期中上门拜访他，他既与我记忆中的印象保持相似，却又截然不同。先前他短暂出现在我那个满是数字和科学的世界里，如今我进入了他真正的生活。这真是一种罕有的喜悦。

让人高兴的是，一些医院正在引入重症监护随访门诊，这种反馈机制得到了普及。这些门诊机构会邀请某些恢复健康的重症病人回来，讲讲他们的经历和持续存在的问题。许多人描述的问题一般人很少会意识到，例如睡眠障碍、脱发、性欲低下和皮肤干燥，这些"小麻烦"和病人已经通过治疗而痊愈的疾病相比不值一提，但对个人来说依然十分重要。少数幸存者还会发展出创伤后压力应激障碍，包括记忆闪回，其严重程度与从战场返回的士兵所面临的一样。发声困难也比较普遍，特别是那些做过气管插管术的病人，其中一些还会有吞咽困难。这些门诊极其重要，然而它们还是忽略了我们照料过的一类病人：那些没能活下来的人。

克里斯托弗因败血症被送入重症监护室并最终死亡，10年后我探访了他的家人，询问克里斯托弗之死对他们的影响。在经历过那样一段时期后再写信给他们，对我来说是人生中最难的一件事，我极度担心会勾起他们对痛苦往昔的回忆。但与此同时，我强烈认为，至少应给病人及其家庭一个讲述自己故事的机会，我希望这种让他们自述的方法不仅能帮助他们，也能帮到其他人。

走进一扇彩色的玻璃前门，我明显发现克里斯托弗家人的生活自他离世那天起就没改变过。他的妈妈勇敢而坦诚地谈道，克里斯托弗的患病经历对她及其家庭产生了重大的影响，哪怕在他逝世10年后仍然如此。克里斯托弗的煎熬结束了，她感到欣慰，但也心痛万分，因为她永远失去了18岁的儿子。

克里斯托弗的家人回忆起2009年那个事件，其细致程度令人惊叹。他们的痛苦被蚀刻成不可磨灭的记录，这份记录由他们付出过的爱、感受到的丧失共同刻就。医院的气味仍在他们鼻尖萦绕，他们待过数小时的家属室的色调仍然会令他们难过。听闻这些坦诚的话语，让我谨记关爱家属的重要性，特别是给他们带去坏消息的时候。值完漫长夜班后，对家属做出某些举动会让我感到十分尴尬，鞋子上留有血迹或是读错了病人的名字就在此列。对一位母亲、父亲或姐妹来说，这些疏忽可能会让他们烦心一辈子。

在与死者家属交流的过程中，有一个引人注目的话题反复出现，这就是他人不愿意正视死亡。克里斯托弗去世数天后，他的爸爸遇到了自己的老朋友和同事，大多数人避免在街上与他碰面，甚至在自动扶梯上迎面而过时，对方直接把头扭过去看向另一边，大家都是为了回避他的丧子之痛。在过去一百多年间，死亡的医理化对我们面对和哀悼死亡的方式产生了巨大的影响。如今，鲜有人亲眼看到某人离世，更少有人会与死者共处一室。想想上次你得知朋友的父母或孩子离世时的反应，标准的回答一般是："啊，我很遗憾。"然后为他提供某些实质性的帮助或精神上的安慰。你会想尽快寻找一个方法摆脱死亡这个话题。

在与克里斯托弗的家人交谈后，我现在完全不回避这个问题了。人们本就爱谈论自己所爱之人，为什么当这个人过世后就要避而不谈呢？在亲人离世后，你想谈论他的心情可能更甚。如果你告诉我你的妈妈最近去世了，现在的我反而会问你更多关于她的问题："她叫什么？她是怎样的人？她长什么样子？她生前有什么爱好？你在她葬礼上放了什么音乐？"人已逝，我便叩问生命。我建议你也这样做。

谈论死亡和令人心碎的坏消息应该成为每个重症监护室医生的核心技能，毕竟我们每年平均要进行超过200场艰难的谈话，告诉家属他们所爱之人可能熬不过去，或者再也不能恢复如初。渐渐地，每一次谈话都会伤害到对方，我们致歉，看着其他人带着一丝希望和恐惧以泪洗面。我们所有人都要记住，某天，流泪的人可能是你。

我曾告诉过一位母亲，她的儿子过世了；也曾告诉过一个儿子，他的父亲杀死了他的母亲；还告诉过几位未婚夫，他们与爱人的婚礼只能取消；告诉过不少与妻子结婚五十载的丈夫，他们再没有机会为上一次愚蠢的争吵而向深爱的妻子道歉。我们负载着这些人和他们的故事前行，哪怕逝者被埋入坟墓或被烧成灰烬。

人们面临的悲剧形形色色，对噩耗的反应也各不相同。哭，叫，笑，逃避，感谢，理解，捶墙，猛击自己，不一而足。人们恳求我们承认说错了，他们拒绝承认死亡，就连无神论者也会祈求满天神佛降一个奇迹。这些反应无涉对错，它们只是人类哀恸的一部分，也是爱之所以为爱须做出的必要牺牲。一颗心首先要爱过，才有可能破碎。

在医学界，善用正确的言辞十分重要，特别是在病人过世的情况下。在哀恸中，人们怀疑一切，这种力量会让家属以痛苦最少的方式理解你的话语。如果你说："恐怕我们已经失去了你的妈妈""你爸爸已经不在我们身边了""你的儿子去了一个更好的地方"，家属会从字面上来理解你的意思。他们会问："那他们去哪儿了？"所以，我会直面现实地说："我很抱歉，他们已经去世了。"

每一场艰难的谈话都有各自的难处，但我每次还是会经历一个相似的过程——自私地说，相比他人，这个过程对我更有帮助。首先，我需要真正了解病人的经历。对我来说，弄清病人的个人细节信息，知道他们生前从事的工作、他们的信仰，能直接表明对他人的尊重。因此，我会重读病人的诊疗信息，完整了解他们的故事，把他们的医院便签贴在我左手手掌上，在便签角上写下护士的名字。与家属沟通前快速瞥一眼信息能提醒我忙碌的大脑，一定不要把名字弄错。

其次，是环境。在资金匮乏的医疗系统里，护士工资和病房枕头的资金投入都捉襟见肘，家属室的布置更不可能得到优先考量。人们没有意识到家属得知他们一生中最坏的消息时，那种刻骨铭心的记忆有多重要。在家属室装上好看的窗帘当然不能减轻失去挚爱的痛苦，但有血迹的地板、破旧透风的窗户、没有座位的房间设计，肯定会加深他们的痛苦感受。

我很荣幸结识了里安·曼宁斯·伯克，她的故事鼓舞人心，她经历了一次家庭悲剧，却将其转化为帮助他人的动力。她的儿子乔治在一岁零一个月零一天大时，死于严重感染。在急诊部凄冷的、白薄荷色的诊疗环境中，里安抱着已去世的儿子穿过走廊，经过旁观者，想去一个无人的办公室寻一点私人空间，让她能与乔治多待一段时间，办公室满是闪烁的屏幕保护程序，墙上贴满了便签。她的丈夫保罗因悲伤过度，五天后也过世了。里安没有让这些超乎我们想象的悲剧摧毁自己，反而将情感转移到帮助他人上。她创建了慈善组织"向星星许两个愿望"，该组织在各个医院建造了思虑周全的家属室，为家属们接受噩耗提供了一个理想的环境，若故者是突然离世，他们甚至会为家属准备丧亲盒，里面放有故者的手印和一缕头发。现在我坐在家属室里时，便会由衷感激里安的努力，她给病人家属提供了比她当时要好得多的经历。

我会在家属进入房间前先检查一番，迅速拿走之前的家属遗留的显露出悲伤情绪的私人物品，把自己的手机设置为静音，并确保我出现的时机合乎情理。细节很重要。在一次典型的重症监护室住院过程中，家属们每天一般会看到大约十张新面孔，虽然医生们都挂着胸牌，但我们还是必须记住，每次会面时都要先介绍自己。我会和照料病人的护士一起坐在家属身旁，在请他们介绍自己前，我会先说："你们好，我是马特·摩根，重症监护室主任医师。"以前我犯过一些令人无地自容的错误，比如，病人是家属的女儿，我却误称为妻子，甚至病人是家属的丈夫，我却误称为女儿。因此，现在我再也没漏过请家属自我介绍这个步骤。在这之后，我会发出一次预警："我很抱歉，接下来的谈话会比较艰难。恐怕我带来的不是好消息。"

哪怕会面时间很短，我们传递给家属的信息量也是巨大的。家属们接收到的、理解的、记住的信息量通常会少很多。因此，重要的是先确定家属已经知晓的内容，再做进一步的详细介绍。哪怕病人已陷入无意识状态甚或已死亡，我们对病人信息保密的义务依旧存在。因而，当讨论敏感诊断结果（包括感染艾滋病病毒和癌症已扩散）时，我们必须慎之又慎。

在讨论完医疗细节后，我会再与家属沟通三个方面的内容。第一个是隐藏的负罪感。负罪感在家属悲恸情绪中占比很大，他们会认为"要是"自己采取了其他措施，他们所爱之人就不会病得这么严重。我会直面这个问题，特别是家属已为其做过心肺复苏的心脏停搏病人。我会真诚地说："要不是你们的及时行动和照顾，我们根本不可能在此见面。请记住，你们每一步都做对了。"

第二个方面，在一次谈话过程中，我总是会留给家属至少三个提问的机会。我会停下来，这样引出问题："请问还有什么需要我回答吗？"虽然一般紧跟着的是漫长又停滞的沉默。

第三个方面出现在谈话的尾声，我会问家属一个看似艰难、不适的问题。比如，我会指着一把空椅子问："如果你的爸爸现在坐在这儿，听我们谈话，他会说些什么？"家属的回答一般会比较轻松，有的家属会微笑着说："我爸爸很爱说笑，他很可能会说些让人捧腹的话！"我虽然一直在抢救这位病人，但也许没和他在适当场合打过交道，我希望能通过提问的方式对他有所了解，同时，这种方式也能让家属们获得额外的心理许可，让他们说出本不愿意说的话。用比喻的方式进入你所爱之人的内心，或许会打开一条新的思路。家属们通常会用意义重大的话回答我，比如，"他会说'别救我了'或者'让我走吧'"。要让一位处于悲恸之中的妻子说出这番话几乎是不可能的，但站在你尊敬或深爱的某人的立场说出这些，或许要容易些。

我有几个坏消息要告诉你。你会死。我也会。众生皆然。德伦·布朗[1]的杰作《幸福》就总结了死亡的好处，

---

[1] 德伦·布朗（Derren Brown，1971— ），英国知名魔术师，曾因用一把手枪对着自己脑袋玩"俄罗斯轮盘赌"而为人所知。

他说："死亡也许是我们所恐惧的事物中唯一能指导我们如何生活的。"[8]因此，真正重要的是，我们在一辈子里做过什么、如何对待他人以及留下了什么。

在克里斯托弗过世十年后，我去探访他的家人，明白他无疑留下了许多东西。葬礼结束后，他的家人利用慈善活动的收益，支持了克里斯托弗在非洲期间最看重的事情之一。克里斯托弗曾与当地孩子们从贫民窟行至肯尼亚山顶，与他们谈论各自对未来的希望。讽刺的是，这些没学可上、没钱也没有家人的孩子，他们的希望与后来克里斯托弗的一样：活下去。克里斯托弗去世半年后，家人用筹措的资金在内罗毕市郊一砖一瓦地建造了一所新学校。这所学校给了那群孩子希望，让他们有机会不只为生存奔波，更能茁壮成长。如今你若是去参观这所学校，会看到纪念區上刻着克里斯托弗最喜爱的一首歌的歌名——《别担心，开心点》。十年过去了，那些贫民窟出来的孩子里，已有人在曾医治过克里斯托弗的那家医院中工作。

克里斯托弗的影响远不止于此。多亏了他，我积极参与了提升公众对败血症认知的压力团体，我想让大家明白，败血症每年杀死的人比乳腺癌、肺癌和前列腺癌杀死的加起来还要多。[9]英国败血症基金会和全球败血症联盟在早期抗生素使用和政府支持方面做了大量努力，提升了世界范围内的败血症治疗水平。他们倡导的"小心败血症"运动旨在警告公众留意这一致命病症的早期症状。克里斯托弗对他周边人产生的影响，至今已使数千条生命得到救助。

在第六章中，我们认识了史蒂文，他在当上爸爸五个月后就被送进了重症监护室。我们来回顾一下他故事的开端，我们用手触碰他的皮肤仍可感受到体温，但他确实已经"去世"。怎么会发生这种事情呢？

令人吃惊的是，英国法律中并不存在对死亡的官方定义。我们只能参考一系列准则，其中包括皇家医学院的规定：[10]

> 死亡意味着人类不可逆转地丧失了生存所必需的基本特征，因此，死亡的定义应该是意识能力和呼吸能力不可逆转的丧失。

当我检查病人是否死亡时，每次都会履行同一个仪式。首先，我会对死者说话。在重症监护室里，无论何时看到病人，他们通常都双眼紧闭，要么是因为镇定药物，要么是因为自身疾病。但我仍然坚持对他们说话，向他们解释我的行为。让我们惊讶的是，数周乃至数月后，哪怕是病情最重的病人，在恢复意识后，也能回忆起只言片语。因此，交流永远都很重要。对我来说，这种对人的尊重即便在人死之后也应延续，哪怕再无对话可堪回忆。

我向病人问好，向他们介绍自己。我会告诉他们我要测量他们的脉搏，然后把食指和中指放在他们颈部的一侧，感受颈动脉那种特征性的跳动是否存在。与此同时，我将听诊器放在他们的胸口上，聆听第一和第二心音。然后等待。等待漫长、沉默又缓慢的五分钟。我就这样倾听着沉默，感受缺席的在场。听不到声音，也感受不到脉搏。

之后，我会察看病人的眼睛，打开我的笔形手电筒，将光亮照进幽深的黑瞳孔里。人活着时，黑色的瞳孔会对亮光做出反应，但人死后不会。瞳孔依旧放大，宛如黑色的大窗户，光也依旧能进去，但眼睛已不再望向远方。最后，我会用力按着眼睛上方的骨嵴，同时道声抱歉，但什么也不会发生。病人已经死了。对史蒂文做同样一套动作时，尽管他经历了严重脑出血，我还是可以感觉到他的脉搏，听到他的心跳。但他同样已经死亡。

1976 年，医学研究者们获准进行一系列大脑测试，以证明针对严重脑损伤的进一步医学治疗是徒劳的。三年后，这些脑干测试的结果被并入死亡的概念内，因此，符合脑死亡标准的患者的确已经死了。

脑干是大脑与脊椎之间长约七厘米的延长物，分为中脑、脑桥和延髓三个部分。脑干很小，却称得上大脑和整个人体的"主板"。它与基本生命功能（包括呼吸、咳嗽、代谢控制和心律）密不可分。没有了功能正常的脑干，人就不可能活下来。

由于脑干结构处在特殊位置，大脑任何部位压力过大都有可能造成脑干衰竭。病变引起的压力传递会试图通过任何开口冲出颅骨，颅骨底部的枕骨大孔便成为最佳选择。由此，脑干的容纳空间便被挤压得一点不剩。随之而来的是供血不足，然后就是脑干缺氧和脑干细胞死亡。

由于我们无法解决史蒂文面临的麻烦，他眼前的道路已经明晰。动脉瘤破裂后，灌入脑内的血液增加了他的颅内压力，并阻塞了脊髓液正常流动的小通道。脊髓液也积聚到他的脑室中，导致压力进一步增加。这迫使脑干朝着枕骨大孔边缘周围的硬脊向下挤压。一开始，血液无法流入脑干外层，导致血压波动巨大和心率不稳。之后，控制史蒂文眼睛反射的回路失效了。我们将亮光照进他眼睛时，他放大的黑色瞳孔没有收缩。然后，将疼痛感从身体传递到大脑的神经线路也已损坏。用力按压他的眉骨，他也没有任何反应。控制他咳嗽反射、咽反射的回路，以及他的平衡中心，甚至他眨眼的能力都出现了同样的损伤。再然后延髓中的呼吸中心失效，这意味着史蒂文再也不会产生呼吸了。

我的一位同事在与史蒂文的爱人交谈，告知我们所担心的最坏情况，与此同时，我在准备进行常规脑干测试需要用到的设备。我们遵循的是逻辑化和结构化的程序，且只能由资历最深的医生在两次完全不同的情况下执行。我怀着极大的敬意，对这次测试严阵以待。

首先，要保证测试的先决条件都已满足。我们确保没有使用可能会影响测试结果的药物，并检查了史蒂文的激素系统是否有效运转，确保他的体温正常，仔细查阅他的脑部扫描图，不漏掉任何一个细节。通过一系列测试，我们确定史蒂文可供检测的 12 组基础脑干神经中有 9 组已经失能。这种失能可以解释为何会出现我们留意到的一些现象，包括为什么史蒂文的眼睛不再对光有反应，为什么他不再咳嗽。在我测试每一组神经时，我的同事独自观察他身体的任何反应。只有当我们两人都明确同意时，这一特殊的测试标准才算达成。但 9 次神经测试史蒂文都没通过。

之后，我们继续测试的第二个阶段，我们将史蒂文的呼吸机完全暂停，这 5 分钟暂停时间漫长又寂静。我们每分每秒都紧盯着史蒂文的胸部和腹部，努力观察是否有呼吸迹象。与此同时，我们将一根细导管通入他的肺部，通过导管向他输送足够的氧气，防止缺氧对他身体造成进一步伤害。在这漫长的 5 分钟里，史蒂文一次呼吸都没有。第一组测试完成时，已经是晚上 10 : 34 了。我和同事坐了下来，喝了口水，然后又回去从头再测一次。

第二组测试再次证实了我们通过第一组测试已经知晓的事实。迄今为止，在做过这样一次适当准确的脑干死亡测试后，我们从未发现恢复的病例。晚上 10：34，这个时间将被永远刻进史蒂文的生命之中。这是我们完成第一组脑干测试的时间。从法律上来看，这就是史蒂文的死亡时间。他的家人们接下来的行为十分了不起。

　　在第二组脑干测试完成后，史蒂文的家人们聚在家属室里等待结果。家属室的墙壁已被悲恸、眼泪、失去的痛苦与愤懑所浸润。史蒂文的爱人身处家人的陪伴下，她已经猜到了结果。病人亲属往往会在我们未能确认结果之前，就预感到坏消息来临。我的同事欣斯顿医生向家属详细地解释了我们所做的两组测试。脑部出血带来的结果，令史蒂文符合脑干死亡的所有标准。史蒂文爱人的脸颊上落下了第一滴泪，然后她问："他能帮到别人吗？"

　　就在史蒂文过世之前不久，威尔士关于器官捐赠的立法发生了改变。器官捐赠从一个"选择加入"的过程转变为"选择退出"的项目，也就是说，同意死后捐赠是合法的。尽管法律并没有将家人同意的需求排除在外，但已直接将器官捐赠议题带入了公众讨论之中，这也许是最大的好处。

　　脑干死亡能让病人有机会捐献理想条件下的器官。依据脑干测试标准已经死亡的病人可通过有计划、有组织且平静的手术来捐献器官，直到手术最后一刻血液都会持续流向身体组织。这给予了器官接受者获得功能良好、能改变他们命运的捐赠器官的最优机会。这也是任何人能送出的最好礼物。

我们给史蒂文的家人尽可能多的时间，让他们与一支专家团队讨论捐赠愿望。但他们的行为比这更勇敢。一部旨在唤醒公众关注威尔士器官捐赠合法化的纪录片当时正在同步拍摄，史蒂文的爱人怀抱着极大的勇气、尊严以及对他人的眷顾，准许拍摄团队将他们的家庭经历记录下来。12 个月后，英国广播公司的纪录片《最伟大的礼物》播出，近 50 万人收看。这部纪录片第一次向公众展示了脑干测试的过程，我和欣斯顿医生向观众解释了测试背后的科学。该纪录片获得英国电影和电视艺术学院奖，不仅是因为它处理艰难议题的方式，也是因为它将为公众理解医学做出持续贡献。

史蒂文过世 24 小时后，他送出的礼物让 3 位病人幸存下来：一位移植了史蒂文的肝脏、从此开始环游世界的男士，一位在肾移植名单上等待多年的女士，以及一个移植了史蒂文部分心脏的孩子。立刻转头看看你最爱之人吧，或许是你的儿女、你的父母。想象一下，当他们接到电话，被告知终于有了再活一次的机会，他们会有什么感受？这便是像史蒂文这样的人所做的贡献。再试想一下，接到的若是告知他们器官已被火化或埋葬的电话呢？器官捐赠不仅是最可贵的礼物，而且**只有**当捐赠完成后，它的价值才能体现出来。重症监护医学将推进这种最无私的人类行为。我们护理病人的身体，哪怕他的灵魂已经离去。我们保护他们的器官，确保这些器官会在数百英里之外的受捐者身上发挥最大效用。受捐者们可能与捐赠者从未谋面，但再活一次的机会将时刻提醒所有人，人性和医学已经走了这么远。

我希望，第四章教给大家的心肺复苏术能拯救生命；我也希望，这一章能拯救更多的生命，哪怕读者中只有一个人认真思考死后能留下的遗产。想想吧，你不再需要的东西却可以改变他人的命运。无论你思考后的结果是什么，告诉家人你的愿望吧。死亡并不意味着折损生之欢愉。即使已走入死亡，你也可以像史蒂文和克里斯托弗一样，为他人留下希望。

● 后记
努力工作，勤问问题，友善待人

人们最常问我这样两个问题。第一个是："你怎么处理压力？"紧接着的第二个问题是："你是怎么把压力放一边的？"我一般会给出简单的答案，比如喜欢跑步或阅读，但真实情况要复杂得多。最近我在工作中遇到了一位因严重受伤被送进重症监护室的 19 岁自行车车手。她还是个学生，在放学骑车回家的路上被一辆高速行驶的货车撞倒。她脑部受伤，骨盆骨折，还有多发性胸部损伤，命悬一线。我们团队用了好几个小时才让她的情况稳定下来，我们实施了艰难、有出血但可靠的手术，协调多位外科专家，并与她心绪烦乱的家人进行了谈话。

毫无意外，那天晚上我下班晚了。我沿着威尔士海岸的狭窄乡间小道，骑了 9 英里的自行车回家。在骑行中，我脑海里一直在回放白天的治疗过程，回顾那些做到位的工作，以及那些还能做得更好的工作。我想到那个可怜的

247

年轻学生，她的生活发生了翻天覆地的变化，也想到了她的家人。在几个车流量密集的拐角刹车时，我开始担心自己的安全。那一天的确极富挑战，充满压力，但对我来说，尚未到不可承受的地步。通常来说，我工作中与医学有关的部分是最没有压力的。为了写作这本书，我要做的一部分研究就是拜访那些出院多年的病人，但上门拜访也使我经历了职业生涯中最不安的时刻，经常比当他们的医生时还要不安。

于我而言，当缺乏控制、训练或资源时，压力才会显现。小问题聚少成多，秩序混乱，这些都有可能导致压力。照料那位 19 岁自行车车手时，我能控制住情况，也接受过正确的训练，还拥有充足的资源。医学中的压力通常显现出逐渐增加的梯度变化，不是以秒数计，而是以年数计，有时在压力变得难以承受之前，我们甚至丝毫没有察觉。只有当整个体制将要求强加在你身上，而你发现自己无法达到时，压力才会变得明晰。骑车到家后，我就立马感受到了压力，回到家，我要面对的是无法控制、没有接受过训练、几乎没有资源的情况。漫长的一天过后，我从自行车上下来，穿过大门进入邻居的后花园。在邻居度假期间，我负责打理他花园里那些珍贵的黄瓜。我打开他家温室的门，身上还挂着医院通行证，发现里面的情形变得更糟了。一半的黄瓜叶已经不是他当时带我参观时那么绿、那么生机勃勃了，它们看起来干干的、脆脆的，长满了白点。黄瓜快死了，我却不知道该怎么办。

虽然听起来很奇怪，但这的确是我那一天最紧张的时刻。我绝不是在淡化年轻自行车车手的伤势。但彼时，在那个温室里，我缺乏控制力、洞察力，也没有团队协助。面临即将发生的事情，我缺乏知识或技能去应对。我不能跟邻居说，也不能向别人求助。是啊，重症监护医学是很难，晚上我闭上眼睛准备睡觉的时候，常常会被日复一日的病人之生死困扰，但这就是我的工作、我的生活、我的选择，也是重症监护医学乃至整个医学界的关键所在。我所在的这个体制并不完美。当体制被拉得紧绷时，压力就出现了，人与人之间的关系也会瓦解。体制面临压力，我就会面临压力。这通常不是工作的固有性质使然，而是由于体制不够完善。但凡医疗系统的工作人员被好好对待，重症监护室医生就无须是世界上最有压力的职业。然而，英国国家医疗服务体系面对着持续不断的压力，这意味着包括我在内的医疗工作者有时感受**不到**自己有被好好对待。完善体制，你才会优待其中的职工；优待职工，他们才能好好照顾病人。

看到自己在这本书里如此频繁地使用"我"这个词，我其实不太舒服。这本书并不关乎我，而是关于病人。当然，我只能透过个人经历的视角来讲述，但也因此不经意间放任自己，让你窥探病人对我的职业和生活有何影响。然而，在这本讲述重症监护的专长和超棒的医学职业的书中，我是最不重要的——因为全世界有成千上万和我一样的人，正在做更伟大、更美好的事。

我不是一直在引领别人，也不可能总处于领导地位。有时我希望别人能扔出一条粗绳，把我拽进去。在一生中的多数时间里承担助手角色并不是件可耻的事，追随力和领导力一样重要。当我回到家里，成为我的孩子、我的伴侣甚或我家小狗的追随者时，这一点就尤其适用。好的领导者应该知晓何时引领，更重要的是，知晓何时闭嘴、倾听别人的想法。我们的驻院医师、护工、外科医生和清洁工都受过良好教育，善于解决难题，有能力影响或干预他人。他们绝非被动的下属。无论助人者为最需救助者提供的帮助多么平淡无奇，我们都应给予同等的喝彩和珍惜。

我讲述的每一个故事都是特殊的，但仍有许多故事没能写下来。我很庆幸，写作这本书让世上最好的工作成了世上最好的人生，让我能够靠近你，同你交谈，为你写作。我一直都在等待这样一个机会，告诉别人重症监护医学能做到的事，以及我们是怎么做到的。回想15岁时，我告诉我的职业导师罗伯特森夫人，我想成为《X档案》里的福克斯·穆德，她显然对这个答案不满意。的确，医学是更好的选择，尽管它也更危险。谢谢你，罗伯特森夫人。

我们的工作很艰难，但我爱这份工作正**是**因为它难。迎难而上有时是个容易的抉择，而且当我跟朝夕相处的、出色的团队伙伴们共事时，这个抉择就更容易了。感谢英国国家医疗服务体系，感谢清洁工，感谢餐厅员工，感谢护士和护工，感谢医生和理疗师。

当众人相聚，奇迹便会出现。

重症监护并不总是关乎奇妙花哨的设备，也不总是关乎伟大的拯救故事，甚至不只是与医学有关。今天，当我们重症监护室的同事为一位病危逾一年的病人组织了一场婚礼时，这一点就比以往任何时候都更加明显。那位病人病得太重，无法离开医院，我们就直接在他的病床边举办了这场婚礼，在已成为他好友的医院职工的簇拥下，他与相处三十余载的长期伴侣完成了婚礼。最后，我要给有意从事重症监护职业的人一条小小的建议：努力工作，勤问问题，友善待人。这将是世界上最棒的职业。

● 附录

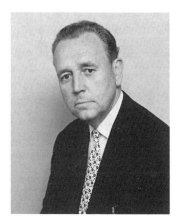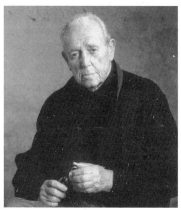

*

图1：比约恩·易卜生医生，1950年时年35岁（左），2007年过世前不久，时年91岁（右）。虽然他常常将自己的成就归功于机遇和巧合，但他是个怀有适度自信的强者。在脊髓灰质炎疫情暴发后，他被授予丹麦脊髓灰质炎救治奖章、麻醉师奖章，捷克斯洛伐克则授予他普尔基涅杰奖章。他写下数本著作，其中包括两本重症监护医学教科书，以及回忆录《团聚之愉》。

（来源：哥本哈根大学医学博物馆）

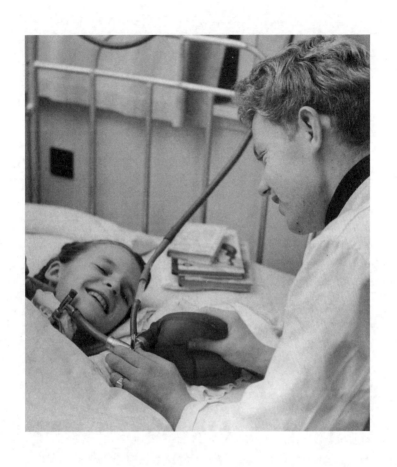

*

图 2：哥本哈根脊髓灰质炎疫情期间，一位医学生正通过挤压连接到小女孩气管的充气袋来确保她活下来。我们无法确定图中女孩是不是薇薇，但确有一些惊人的相似之处，比如她最喜爱的几本书就放在枕头上。

（来源：哥本哈根大学医学博物馆）

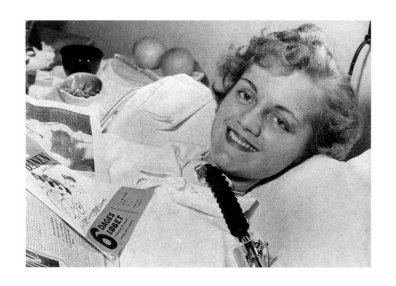

*

图 3：时年 20 岁的薇薇，与妈妈一起在家中生活，仍然喜爱阅读。尽管做了气管切开术，另有电源连接到她的便携式呼吸机上，但从背景中我们可以看到，她仍然可以进食一些食物。

（来源：斯文·里德尔）

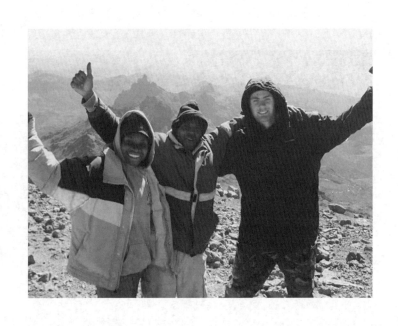

*

图 4：站在肯尼亚山山顶的克里斯托弗和当地的几个孩子，拍摄这张照片后不久他便感到不适。在他过世后，他的家人募集资金，筹建了一所学校，让当地的孩子们能有一个更好的未来。

（照片由克里斯托弗的家人提供）

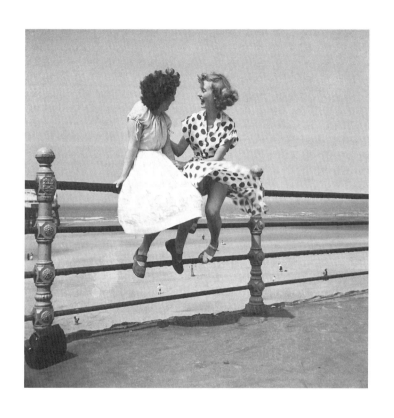

*

图 5:"穿斑点裙的姑娘",帕特里夏(右)于 1951 年在布莱克浦北码头拍摄的标志性照片。她正是穿着这条斑点裙入土为安的。

(来源:盖蒂图片社)

● 致谢

首先，我要感谢优秀的作品经纪人夏洛特，感谢她选择给我这样从未出版过作品的素人一个机会。感谢无与伦比的编辑们，弗利沙·桑德斯、夏洛特·阿提欧和梅丽莎·邦德。感谢我爸妈一直以来的支持和鼓励。感谢我的妻子艾莉森和我的两个女儿埃薇与阿梅莉亚，在完成一天的艰苦工作后，她们给了我归家的绝佳理由。但最要感谢的，是那些活下来的病人，我在很长一段时间里都不会忘记他们，还有那些故去的病人，我会永远将他们铭记于心。

这本书是我在无数个城市、国家和时区里完成的。咖啡和葡萄干面包卷从没断过，它们成了我写作的动力。我要特别提及：普拉格咖啡店的皮特和他的团队，让我的生活品质大幅提升；"意式浓缩咖啡学院"舒适的座椅，给我不完美的臀部留下了完美的印象；我的笔记本里一款极好用的写作软件"尤利西斯"，让我敲出了7万多字，其

259

中有几次是坐在全世界最棒的酒吧——伦敦的斯卡夫斯酒吧——里写出来的。

感谢安德斯·佩纳医生、斯文·里德尔、苏西·博克隆德·汉森和娜娜·博克隆德·克龙，他们帮我追寻薇薇的故事，还要感谢朱莉·海菲尔德医生给了我一些联系病人方面的忠告。法兰克福大学路易丝·赖斯纳-塞纳拉尔博士的博士学位论文也给了我极大的帮助。彼得·布林德利医生是我十分重要的写作伙伴，劳拉·普洛塞尔通过体能指导提升了我的健康水平，同时她对细节的专注也让这本书变得更好。感谢英国医学杂志出版集团和马克·陶贝特医生，允许我从自己的线上博客里摘取元素重新创作。感谢克里斯托弗的家人、盖蒂图片社、斯文·里德尔和哥本哈根大学医学博物馆提供照片。感谢这么多年来支持我的导师，特别是加里·托马斯医生、马赛厄斯·埃贝尔医生和马特·怀斯医生。最后，感谢阅读了本书初稿的医学界人士，包括卡伊·格温纳特、史蒂文·里德比特、史蒂文·埃德林、安娜·巴彻勒和法尔哈德·卡帕迪亚。

● 注释

序　言

1　Garcia-Labattut A *et al.*［Degree of public awareness regarding intensive care units (ICUs) and intensive care physicians in Castilla y Leon］. *Med Intensiva.* 2006 Mar; 30(2): 45−51.

第一章　欢迎来到重症监护医学的世界

1　Lassen, H. C. A. The Epidemic of Poliomyelitis in Copenhagen, 1952. *Proceedings of the Royal Society of Medicine* 47, 67−71 (1954).

2　Trubuhovich, R. V. The 1952−1953 Danish epidemic of poliomyelitis and Bjorn Ibsen. *Crit Care Resusc* 5, 312 (2003).

3　Sasabuchi, Y. *et al.* The Volume-Outcome Relationship in Critically Ill Patients in Relation to the ICU-to-Hospital Bed Ratio. *Critical Care Medicine* 43 (2015).

4　The Intensive Care Society. Levels of Critical Care for Adult Patients. 1−12 (2009).

5　Fitzpatrick, L. Atul Gawande: How to Make Doctors Better. *Time*

(2010).

6 Vainio, H. & Morgan, G. Aspirin for the second hundred years: new uses for an old drug. *Pharmacol. Toxicol.* 81, 151–152 (1997).

7 Gawande, A. (2010). *The Checklist Manifesto: How To Get Things Right.* New York: Metropolitan Books.

8 Haynes, A. B. *et al.* A surgical safety checklist to reduce morbidity and mortality in a global population. *N Engl J Med* 360, 491–499 (2009).

9 Kahneman, D. (2011). Toronto: Doubleday Canada.

10 Clinical Trials Gov. Using Wearable Technology to Predict Perioperative High-Risk Patient Outcomes (STEPS). https://clinicaltrials.gov/ct2/show/NCT03328039 (2018) (Accessed: 22 September 2018).

11 Wong, D. J. N., Harris, S. K. & Moonesinghe, S. R. Cancelled operations: a 7–day cohort study of planned adult inpatient surgery in 245 UK National Health Service hospitals. *British Journal of Anaesthesia* 121, 730–738 (2018).

12 Cardiff and Vale NHS Trust. 'Bed free ward' in running for national award. http://www.cardiffandvaleuhb.wales.nhs.uk/news/42696 (2016) (Accessed: 22 September 2018).

13 Halpern, N. A. & Pastores, S. M. Critical care medicine in the United States 2000–2005: An analysis of bed numbers, occupancy rates, payer mix, and costs. *Critical Care Medicine* 38 (2010).

14 Ridley, S. & Morris, S. Cost effectiveness of adult intensive care in the UK. *Anaesthesia* 62, 547–554 (2007).

15 Vincent, J.-L. *et al.* Comparison of European ICU patients in 2012 (ICON) versus 2002 (SOAP). *Intensive Care Med* 44, 337–344 (2018).

16 Extrapolated from Vincent, J.-L. *et al.* International study of the prevalence and outcomes of infection in intensive care units. *JAMA* 302, 2323–2329 (2009).

17 Molina, J. A. D., Seow, E., Heng, B. H., Chong, W. F. & Ho, B. Outcomes of direct and indirect medical intensive care unit admissions from the emergency department of an acute care hospital: a retrospective cohort study. *BMJ Open* 4, e005553 (2014).

第二章　免疫系统

1 追踪感染发生的准确时间和地点几乎是不可能的。这是一种可能的解释，也是克里斯托弗的家人认为最有可能的感染方式。

2 World Health Organization. *The WHO Global Health Estimates*. WHO (2018).

3 Dagher, G. A., Saadeldine, M., Bachir, R., Zebian, D. & Chebl, R. B. Descriptive analysis of sepsis in a developing country. *International Journal of Emergency Medicine* 8, 19 (2015).

4 Suarez De La Rica, A., Gilsanz, F. & Maseda, E. Epidemiologic trends of sepsis in western countries. *Annals of Translational Medicine* 4, 325 (2016).

5 GRAM, C. Ueber die isolirte Farbung der Schizomyceten in Schnitt- und Trockenpraparaten. *Fortschritte der Medicin* 2, 185−189 (1884).

6 Singer, M. *et al.* The Third International Consensus Definitions for Sepsis and Septic Shock (Sepsis-3). *JAMA* 315, 801−810 (2016).

7 Morgan, M. Immune fingerprinting in acute severe sepsis (Cardiff University, 2014).

8 Walker, L., Levine, H. & Jucker, M. Koch's postulates and infectious proteins. *Acta Neuropathol.* 112, 1−4 (2006).

9 Zhang, J. *et al.* Machine-learning algorithms define pathogen-specific local immune fingerprints in peritoneal dialysis patients with bacterial infections. *Kidney Int.* 92, 1−13 (2017).

10 虽然她的感染症状是典型的通过家禽传播的症状，但还存在其他可能造成这种情况的原因。

11 Petersen, L., Andersen, P. K. & Sørensen, T. I. A. Genetic influences on incidence and case-fatality of infectious disease. *PLoS ONE* 5, e10603 (2010).

12 Kuchenbaecker, K. B. *et al.* Risks of Breast, Ovarian, and Contralateral Breast Cancer for BRCA1 and BRCA2 Mutation Carriers. *JAMA* 317, 2402–2416 (2017).

13 Dillingh, M. R. *et al.* Characterization of inflammation and immune cell modulation induced by low-dose LPS administration to healthy volunteers. *Journal of Inflammation* 11, 1697 (2014).

14 Diggins, F. W. The true history of the discovery of penicillin, with refutation of the misinformation in the literature. *Br J Biomed Sci* 56, 83–93 (1999).

15 http://www.newworldencyclopedia.org/entry/Alexander_Fleming

16 Rothman, L. This Is What Happened to the First American Treated With Penicillin. *Time* (2016).

17 Turner, P. E. *et al.* Antibiotic resistance correlates with transmission in plasmid evolution. *Evolution* 68, 3368–3380 (2014).

18 Fiers, W. D., Craighead, M. & Singh, I. Teixobactin and Its Analogues: A New Hope in Antibiotic Discovery. *ACS Infect Dis* 3, 688–690 (2017).

19 https://www.who.int/news-room/fact-sheets/detail/antibiotic-resistance

20 Kmietowicz, Z. Few novel antibiotics in the pipeline, WHO warns. *BMJ* 358, j4339 (2017).

21 Kumar, A. *et al.* Initiation of inappropriate antimicrobial therapy results in a fivefold reduction of survival in human septic shock. *Chest* 136, 1237–1248 (2009). 这篇文章虽被广泛引用，但其实许多顶尖的败血症研究者质疑其成果。关于这些议题，下面这篇文章很好

地进行了总结：Singer, M. Antibiotics for Sepsis: Does Each Hour Really Count, or Is It Incestuous Amplification? *American Journal of Respiratory and Critical Care Medicine* 196, 800–802 (2017)。

22 Singer, M. *et al.* The Third International Consensus Definitions for Sepsis and Septic Shock (Sepsis-3). *JAMA* 315, 801–810 (2016).

23 Whyte, M. B. An argument against the use of Occam's razor in modern medical education. *Med Teach* 40, 99–100 (2018).

24 Horror Autotoxicus and Other Concepts of Paul Ehrlich. *JAMA* 176, 50–51 (1961).

25 Strachan, D. P. Family size, infection and atopy: the first decade of the 'hygiene hypothesis'. *Thorax* 55, S2–S10 (2000).

第三章　皮肤与骨骼

1 Wood, F. M., Stoner, M. L., Fowler, B. V. & Fear, M. W. The use of a non-cultured autologous cell suspension and Integra dermal regeneration template to repair full-thickness skin wounds in a porcine model: a one-step process. *Burns* 33, 693–700 (2007).

2 Fierer, N. *et al.* Forensic identification using skin bacterial communities. *Proc. Natl. Acad. Sci. U.S.A.* 107, 6477–6481 (2010).

3 Harris, S. *Free Will*. (Simon & Schuster, 2012).

4 Hallett, M. Volitional control of movement: the physiology of free will. *Clin Neurophysiol* 118, 1179–1192 (2007).

5 Goetz, L. H. & Schork, N. J. Personalized medicine: motivation, challenges, and progress. *Fertil. Steril.* 109, 952–963 (2018).

6 https://en.wikipedia.org/wiki/2018_Great_Britain_and_Ireland_cold_wave

7 Campbell, D. NHS intensive care units sending patients elsewhere due

to lack of beds. *The Guardian* (2018).

8　Frankl, V. E. (2006). *Man's Search for Meaning*. Boston: Beacon Press.

9　Westwood, N. *Going Lean in the NHS*. NHS England (2007).

10　WHO. *Road traffic injuries*. World Health Organization (2018).

11　这些数据都源自本章注释 10 提及的 WHO 报告。

12　Giangrande, P. L. F. The history of blood transfusion. *Br J Haematol* 110, 758–767 (2000).

第四章　心脏

1　为了保持匿名，我没有提及法官的名字。而且（让我感激的是）法官坚持陈述事实，不希望我假想一个名字来修饰他的故事。

2　Rao, P. & Kern, K. B. Improving Community Survival Rates from Out-of-Hospital Cardiac Arrest. *Curr Cardiol Rev* 14, 79–84 (2018).

3　Perkins, G. D. & Brace-McDonnell, S. J. The UK Out of Hospital Cardiac Arrest Outcome (OHCAO) project. *BMJ Open* 5, e008736 (2015).

4　Perkins, G. D. *et al.* A Randomized Trial of Epinephrine in Out-of-Hospital Cardiac Arrest. *N Engl J Med* 379, 711–721 (2018).

5　O'Brien, H. *et al.* Do-not-attempt-resuscitation (DNAR) orders: understanding and interpretation of their use in the hospitalised patient in Ireland. A brief report. *J Med Ethics* 44, 201–203 (2018).

6　Rodkinson, M. L. *The Babylonian Talmud, Book 1 (Vols I and II)* (Pinnacle Press, 2017).

7　Onrubia, X., Frova, G. & Sorbello, M. Front of neck access to the airway: A narrative review. *Trends in Anaesthesia and Critical Care* 22, 45–55 (2018).

8 Lee, R. V. Cardiopulmonary resuscitation in the eighteenth century. A historical perspective on present practice. *J Hist Med Allied Sci* 27, 418–433 (1972).

 9 Ball, C. M. & Featherstone, P. J. Early resuscitation practices. *Anaesth Intensive Care* 44, 3–4 (2016).

10 Trubuhovich, R. V. History of Mouth-to-Mouth Rescue Breathing. Part 1. *Crit Care Resusc* 7, 257 (2005).

11 Doyle, A. C. *The Memoirs of Sherlock Holmes (illustrated)* (Clap Publishing, LLC., 2018).

12 Ball, C. M. & Featherstone, P. J. 见前引。

13 Kouwenhoven, W. B., Langworthy, O. R., Singewald, M. L. & Knickerbocker, G. G. Medical Evaluation of Man Working in AC Electric Fields. *IEEE Transactions on Power Apparatus and Systems* PAS-86, 506–511 (1967).

14 Boutilier, J. J. *et al.* Optimizing a Drone Network to Deliver Automated External Defibrillators. *Circulation* 135, 2454–2465 (2017).

15 Boutilier, J. J. *et al.* National Award for Rare Life-Saving Medical Procedure. *Circulation* 135, 2466–2469 (2017).

16 Lamhaut, L. *et al.* Extracorporeal Cardiopulmonary Resuscitation (ECPR) in the Prehospital Setting: An Illustrative Case of ECPR Performed in the Louvre Museum. *Prehosp Emerg Care* 21, 386–389 (2017).

17 可以在以下网站阅读这方面的更多信息：http://talkcpr.com。

18 Vincent, A. Watch Jarvis Cocker read a letter to David Bowie: 'We wondered whether anyone was holding your hand'. *Daily Telegraph* (2016).

19 Lindner, T. W., Søreide, E., Nilsen, O. B., Torunn, M. W. & Lossius,

H. M. Good outcome in every fourth resuscitation attempt is achievable — an Utstein template report from the Stavanger region. *Resuscitation* 82, 1508–1513 (2011).

20 Hellevuo, H. *et al.* Deeper chest compression — more complications for cardiac arrest patients? *Resuscitation* 84, 760–765 (2013).

21 Nielsen, N. *et al.* Targeted Temperature Management at 33°C versus 36°C after Cardiac Arrest. *N Engl J Med.* Massachusetts Medical Society; 2013 Dec 5; 369 (23): 2197–2206.

22 Levine, H. J. Rest heart rate and life expectancy. *J. Am. Coll. Cardiol.* 30, 1104–1106 (1997).

23 Ponganis, P. J. & Kooyman, G. L. Heart Rate and Electrocardiogram Characteristics of a Young California Gray Whale (*Eschrichtius robustus*) *Marine Mammal Science* 15, 1198–1207 (2006).

24 Stewart, S., MacIntyre, K., Hole, D. J., Capewell, S. & McMurray, J. J. More 'malignant' than cancer? Five-year survival following a first admission for heart failure. *Eur. J. Heart Fail.* 3, 315–322 (2001).

25 Corty, E. W. & Guardiani, J. M. Canadian and American sex therapists' perceptions of normal and abnormal ejaculatory latencies: how long should intercourse last? *J Sex Med* 5, 1251–1256 (2008).

26 Hunter, S. & Robson, S. C. Adaptation of the maternal heart in pregnancy. *Br Heart J* 68, 540–543 (1992).

27 Piepoli, M. F. *et al.* Main messages for primary care from the 2016 European Guidelines on cardiovascular disease prevention in clinical practice. *Eur J Gen Pract* 24, 51–56 (2018).

28 Chuong, E. B. Retroviruses facilitate the rapid evolution of the mammalian placenta. *Bioessays* 35, 853–861 (2013).

29 Harvey, W. & Bowie, A. *On the Motion of the Heart and Blood in Animals, Volumes 1–3.* (Palala Press, 2018).

30 Pirk, J. *et al.* Total artificial heart support with two continuous-flow ventricular assist devices in a patient with an infiltrating cardiac sarcoma. *ASAIO J.* 59, 178–180 (2013).

31 NHSBT. *Organ Donation and Transplantation Activity Report 2017/18. NHSBT* (2018).

32 Cooper, D. K. C. A brief history of cross-species organ transplantation. *Proc (Bayl Univ Med Cent)* 25, 49–57 (2012).

33 Servick, K. Xenotransplant advances may prompt human trials. *Science* 357, 1338–1338 (2017).

34 Passaroni, A. C., Silva, M. A. de M. & Yoshida, W. B. Cardiopulmonary bypass: development of John Gibbon's heart-lung machine. *Rev Bras Cir Cardiovasc* 30, 235–245 (2015).

第五章　肺

1 S.A. Bent, comp. Familiar Short Sayings of Great Men. 1887.

2 National Center for Chronic Disease Prevention and Health Promotion (US) Office on Smoking and Health. The Health Consequences of Smoking — 50 Years of Progress: A Report of the Surgeon General. (2014).

3 同上。

4 Jolivot, P.-A. *et al.* An observational study of adult admissions to a medical ICU due to adverse drug events. *Ann Intensive Care* 6, 9 (2016).

5 Hajna, S., Buckeridge, D. L. & Hanley, J. A. Substantiating the impact of John Snow's contributions using data deleted during the 1936 reprinting of his original essay On the Mode of Communication of Cholera. *Int. J. Epidemiol.* 44, 1794–1799 (2015).

6 Quinnell, T. G., Pilsworth, S., Shneerson, J. M. & Smith, I. E. Prolonged

invasive ventilation following acute ventilator failure in COPD: weaning results, survival, and the role of noninvasive ventilation. *Chest* 129, 133–139 (2006).

7 Johnson, C. & Winser, S. *Oxford Handbook of Expedition and Wilderness Medicine*. (Oxford University Press, USA, 2015).

8 Hill, G. B. Archie Cochrane and his legacy. An internal challenge to physicians' autonomy? *Journal of clinical epidemiology* 53, 1189–1192 (2000).

9 Zhang, Z., Hong, Y. & Liu, N. Scientific evidence underlying the recommendations of critical care clinical practice guidelines: a lack of high level evidence. *Intensive Care Med* 44, 1189–1191 (2018).

10 Hubmayr, R. D. The times are a-changin': should we hang up the stethoscope? *Anesthesiology* 100, 1–2 (2004).

11 Marsh, S. NHS is facing year-round crisis, says British Medical Association (2018).

12 Zhang, Z., Hong, Y. & Liu, N. Scientific evidence underlying the recommendations of critical care clinical practice guidelines: a lack of high level evidence. 见前引。

13 Ozdemir, B. A. *et al.* Research activity and the association with mortality. *PloS ONE* 10, e0118253 (2015).

14 Stefanelli, P. & Rezza, G. Impact of vaccination on meningococcal epidemiology. *Hum Vaccin Immunother* 12, 1051–1055 (2016).

15 Nielsen, N. *et al.* 见前引。

16 CRASH-2 trial collaborators *et al.* Effects of tranexamic acid on death, vascular occlusive events, and blood transfusion in trauma patients with significant haemorrhage (CRASH-2): a randomised, placebo-controlled trial. *The Lancet* 376, 23–32 (2010).

17 Goldacre, B. Are clinical trial data shared sufficiently today? No. *BMJ*

347, f1880−f1880 (2013).

18 Smith, R. The trouble with medical journals. *J R Soc Med* 99, 115−119 (2006).

19 同上。

20 Granger, K. Healthcare staff must properly introduce themselves to patients. *BMJ* 347, f5833−f5833 (2013).

21 Lloyd-Owen, S. J. *et al.* Patterns of home mechanical ventilation use in Europe: results from the Eurovent survey. *Eur. Respir. J.* 25, 1025−1031 (2005).

22 Puthucheary, Z. A. *et al.* Acute skeletal muscle wasting in critical illness. *JAMA* 310, 1591−1600 (2013).

23 Stevenson, E. K., Rubenstein, A. R., Radin, G. T., Wiener, R. S. & Walkey, A. J. Two Decades of Mortality Trends Among Patients With Severe Sepsis. *Critical Care Medicine* 42, 625−631 (2014).

24 Daya, M. R. *et al.* Out-of-hospital cardiac arrest survival improving over time: Results from the Resuscitation Outcomes Consortium (ROC). *Resuscitation* 91, 108−115 (2015).

第六章　脑

1 Teasdale, G. & Jennett, B. Assessment of coma and impaired consciousness. A practical scale. *The Lancet* 2, 81−84 (1974).

2 http://i2.cdn.turner.com/cnn/2010/images/02/09/mj_autopsy.pdf.

3 https://www.omicsonline.org/the-michael-jackson-autopsy-insightsprovided-by-a-forensic-anesthesiologist−2157−7145.1000138.pdf

4 Walker, E. M. K., Bell, M., Cook, T. M., Grocott, M. P. W. & Moonesinghe, S. R. Patient reported outcome of adult perioperative anaesthesia in the United Kingdom: a cross-sectional observational

study. *British Journal of Anaesthesia* 117, 758‒766r (2016).

5 Gladwell, M. *Blink* (Hachette UK, 2007).

6 Kahneman, D. & Tversky, A. On the reality of cognitive illusions. *Psychol Rev* 103, 582‒91‒discussion 592‒6 (1996).

7 *Storyteller: The Life of Roald Dahl*, Donald Sturrock (William Collins, 2016).

8 同上。

9 同上。

10 Baddeley, A. Roald Dahl's measles warning inspires parents. *Daily Telegraph* (2015).

11 Boseley, S. WHO warns over measles immunisation rates as cases rise 300% across Europe. *The Guardian* (2018).

12 Sturrock, D. 见前引。

13 *Roald Dahl's Marvellous Medicine*, Tom Solomon, Liverpool University Press, 2016.

14 Neal, P. *As I Am* (Simon & Schuster, 2011).

15 Walker, M. P. (2017). *Why We Sleep: Unlocking the power of sleep and dreams* (First Scribner hardcover edition). New York: Scribner.

16 Danish night shift workers with breast cancer awarded compensation. *BMJ* 2009; 338: b1152.

17 这是与她的爸爸布赖恩·康纳利交流后得知的事实，同时引用了这篇报道：Worked to death — exhausted young doctor veers off road and dies after gruelling nightshift, *Daily Record*, Stephen Stewart, 16/10/2011。

18 Liu, S.-Y., Perez, M. A. & Lau, N. The impact of sleep disorders on driving safety — findings from the Second Strategic Highway Research Program naturalistic driving study. *Sleep* 41, 298 (2018).

19 Ouimet, S., Kavanagh, B. P., Gottfried, S. B. & Skrobik, Y. Incidence,

risk factors and consequences of ICU delirium. *Intensive Care Med* 33, 66–73 (2007).

20 Chohan, S. S., McArdle, F., McClelland, D. B. L., Mackenzie, S. J. & Walsh, T. S. Red cell transfusion practice following the transfusion requirements in critical care (TRICC) study: prospective observational cohort study in a large UK intensive care unit. *Vox Sang.* 84, 211–218 (2003).

21 Panwar, R. *et al.* Conservative versus Liberal Oxygenation Targets for Mechanically Ventilated Patients. A Pilot Multicenter Randomized Controlled Trial. *American Journal of Respiratory and Critical Care Medicine* 193, 43–51 (2016).

22 Cooper, D. J. *et al.* Decompressive Craniectomy in Diffuse Traumatic Brain Injury. *N Engl J Med* 364, 1493–1502 (2011).

23 Sands, K. M. *et al.* Respiratory pathogen colonization of dental plaque, the lower airways, and endotracheal tube biofilms during mechanical ventilation. *J Crit Care* 37, 30–37 (2017).

第七章　消化道

1 Secombe, P. J. & Stewart, P. C. The impact of alcohol-related admissions on resource use in critically ill patients from 2009 to 2015: an observational study. *Anaesth Intensive Care* 46, 58–66 (2018).

2 Bernal, W., Auzinger, G., Dhawan, A. & Wendon, J. Acute liver failure. *The Lancet* 376, 190–201 (2010).

3 同上。

4 European Liver Transplant Registry. 参见 http://www.eltr.org/ Specific-results-by-disease.html (Accessed: 1 October 2018)。

5 Facts About Liver Disease — British Liver Trust.

6 Puthucheary, Z. A. *et al.* Acute skeletal muscle wasting in critical illness. *JAMA* 310, 1591–1600 (2013).

7 Facts About Liver Disease, 见前引。

8 Hawley, P. C. & Hawley, M. P. Difficulties in diagnosing pulmonary embolism in the obese patient: A literature review. *Vasc Med* 16, 444–451 (2011).

9 Ludwig, D. S. *Always Hungry?* (Hachette UK, 2016).

10 Bazzano, L. A. *et al.* Effects of low-carbohydrate and low-fat diets: a randomized trial. *Ann. Intern. Med.* 161, 309–318 (2014).

11 Siri-Tarino, P. W., Sun, Q., Hu, F. B. & Krauss, R. M. Meta-analysis of prospective cohort studies evaluating the association of saturated fat with cardiovascular disease. *Am. J. Clin. Nutr.* 91, 535–546 (2010).

12 Geller, S. A. in *Encyclopedia of Pathology* (ed. van Krieken, J. H. J. M.) 1–4 (Springer International Publishing, 2016).

13 Sartor, R. B. Mechanisms of disease: pathogenesis of Crohn's disease and ulcerative colitis. *Nat Clin Pract Gastroenterol Hepatol* 3, 390–407 (2006).

14 Saunders, D. I. *et al.* Variations in mortality after emergency laparotomy: the first report of the UK Emergency Laparotomy Network. *British Journal of Anaesthesia* 109, 368–375 (2012).

15 Dudrick, S. J. History of parenteral nutrition. *J Am Coll Nutr* 28, 243–251 (2009).

16 Palmberg, S. & Hirsjärvi, E. Mortality in Geriatric Surgery. *Gerontology* 25, 103–112 (1979).

17 Hides, J. *et al.* Parallels between astronauts and terrestrial patients — Taking physiotherapy rehabilitation 'To infinity and beyond'. *Musculoskelet Sci Pract* 27 Suppl 1, S32–S37 (2017).

18 Nicolas, C. T. *et al.* Concise Review: Liver Regenerative Medicine: From

Hepatocyte Transplantation to Bioartificial Livers and Bioengineered Grafts. *Stem Cells* 35, 42−50 (2017).

19 Breton, M. *et al.* Fully integrated artificial pancreas in type 1 diabetes: modular closed-loop glucose control maintains near normoglycemia. *Diabetes* 61, 2230−2237 (2012).

第八章　血液

1 *The Cosmic Connection: An Extraterrestrial Perspective.* Carl Sagan. Doubleday, New York, 1973.

2 Schwarz, T. *et al.* Venous thrombosis after long-haul flights. *Arch. Intern. Med.* 163, 2759−2764 (2003).

3 Silver, G. A. Virchow, the heroic model in medicine: health policy by accolade. *American Journal of Public Health* 77, 82−88 (American Public Health Association, 1987).

4 Zhang, Z., Hong, Y. & Liu, N. Scientific evidence underlying the recommendations of critical care clinical practice guidelines: a lack of high level evidence. 见前引。

5 Geerts, W. & Selby, R. Prevention of venous thromboembolism in the ICU. *Chest* 124, 357S−363S (2003).

6 Shampo, M. A. & Kyle, R. A. Karl Theodore Dussik — pioneer in ultrasound. *Mayo Clinic Proceedings* 70, (1995).

7 Kurjak, A. Ultrasound scanning — Prof. Ian Donald (1910−1987). *European Journal of Obstetrics, Gynecology, and Reproductive Biology* 90, 187−189 (2000).

8 A brief history of musculoskeletal ultrasound: 'From bats and ships to babies and hips'. Kane, D. *et al. Rheumatology* 2004 Jul; 43(7): 931−933.

9 Oyre, S., Pedersen, E. M., Ringgaard, S., Boesiger, P. & Paaske, W. P. In vivo wall shear stress measured by magnetic resonance velocity mapping in the normal human abdominal aorta. *Eur J Vasc Endovasc Surg* 13, 263–271 (1997).

10 Oransky, I. Michael E DeBakey. *The Lancet* 372, 530 (2008).

11 Mancini, D. & Colombo, P. C. Left Ventricular Assist Devices. *J. Am. Coll. Cardiol.* 65, 2542–2555 (2015).

12 Logan, A. J. & Bourantas, N. I. Mortality from ruptured abdominal aortic aneurysm in Wales. *Br J Surg* 87, 966–967 (2000).

13 Ashton, H. A. *et al.* The Multicentre Aneurysm Screening Study (MASS) into the effect of abdominal aortic aneurysm screening on mortality in men: a randomized controlled trial. *The Lancet* 360, 1531–1539 (2002).

第九章 灵魂

1 Prin, M. & Wunsch, H. International comparisons of intensive care: informing outcomes and improving standards. *Current Opinion in Critical Care* 18, 700–706 (2012).

2 Jones, P. *et al.* Identifying probable suicide clusters in Wales using national mortality data. *PLoS ONE* 8, e71713 (2013).

3 Cardona-Morrell, M. *et al.* Non-beneficial treatments in hospital at the end of life: a systematic review on extent of the problem. *Int J Qual Health Care* 28, 456–469 (2016).

4 Dalal, S. & Bruera, E. End-of-Life Care Matters: Palliative Cancer Care Results in Better Care and Lower Costs. *Oncologist* 22, 361–368 (2017).

5 Hawton, K., Agerbo, E., Simkin, S., Platt, B. & Mellanby, R. J. Risk

of suicide in medical and related occupational groups: a national study based on Danish case population-based registers. *J Affect Disord* 134, 320–326 (2011).

6 Hawton, K. Suicide in doctors while under fitness to practise investigation. *BMJ* 350, h813–h813 (2015).

7 Stewart, P. & Clark, V. *The Girl in the Spotty Dress: Memories from the 1950s and the Photo That Changed My Life* (John Blake Publishing Ltd, 2016).

8 Derren Brown, *Happy: Why More or Less Everything is Absolutely Fine*, Bantam Press.

9 McPherson, D. *et al*. Sepsis-associated mortality in England: an analysis of multiple cause of death data from 2001 to 2010. *BMJ Open* 3, e002586 (2013).

10 Simpson, P. *et al*. A code of practice for the diagnosis and confirmation of death. *The Academy of Medical Royal Colleges* (2008).